오늘도 뇌가
버벅
거립니다

"NOUNI IIKOTO" SUBETE TAMESHITE 1SATSU NI MATOMETE MITA
by Maiko HIRAI
ⓒ Maiko Hirai, 2025 Printed in Japan
Korean translation copyright ⓒ 2025 by Homilbooks
First published in Japan by Sunmark Publishing, Inc.
Korean translation rights arranged with Sunmark Publishing, Inc.
through Imprima Korea Agency

이 책의 한국어판 저작권은 Imprima Korea Agency를 통해
Sunmark Publishing, Inc.과의 독점계약으로
호밀밭(공감각)에 있습니다.
저작권법에 의해 한국 내에서 보호를 받는 저작물이므로
무단전재와 무단복제를 금합니다.

느려진 뇌의
컨디션과 집중력을
되찾는 사소한 습관

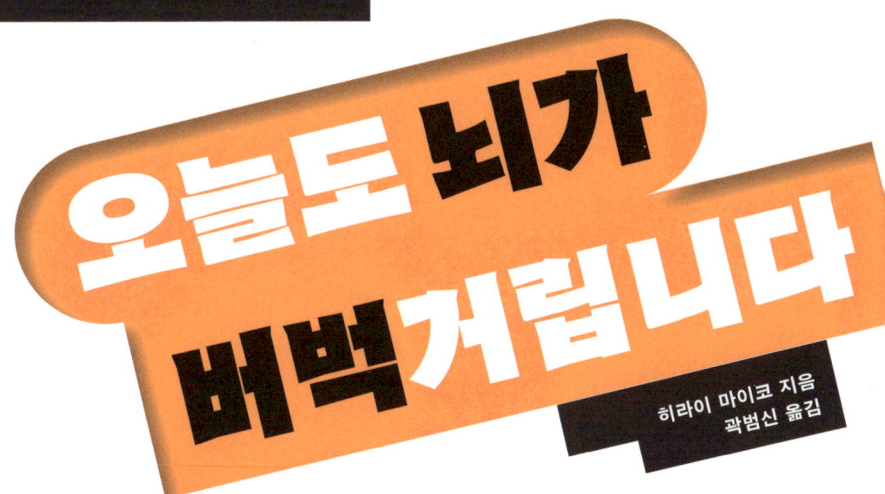

히라이 마이코 지음
곽범신 옮김

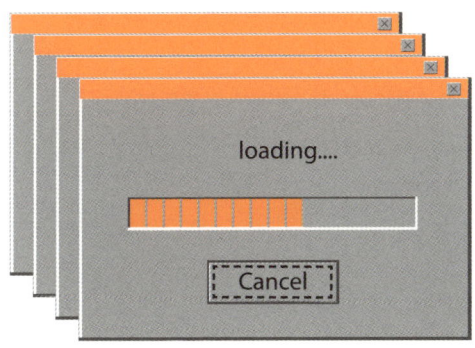

공감각

당신의 '뇌 컨디션'을 알아보는 체크 리스트

- [ ] 일이나 공부, 집안일 등 해야만 하는 일을 하는데 이전보다 시간이 더 걸린다.

- [ ] 이전보다 집중력이 오래가지 않는다.

- [ ] 비밀번호 등 중요한 정보를 분명히 외웠는데 기억나지 않는 경우가 있다.

- [ ] 뭔가를 두고 오거나 자잘한 실수가 늘었다.

- [ ] 사소한 일에 짜증이 나거나 짜증이 오래간다.

- [ ] 몸을 단장하기 귀찮아서 가능한 한 외출하지 않고 잠옷을 입고 있는 경우가 많다.

다음 항목 중에서 얼마나 해당하는지 체크해 보자.

☐ 주말이나 장기 휴가 일정을 떠올려도 그다지 두근거리지 않는다.

☐ 음식점의 메뉴를 읽거나 고르기가 귀찮아서 매번 같은 음식을 주문하게 된다.

☐ 종종 남에게 뭔가를 설명하기 귀찮다.

☐ 잠이 드는 데 30분 이상 걸리거나 충분히 자도 아침에 깨면 피로감을 느낀다.

> **0개:** 아직 주의해야 할 뇌의 컨디션 저하는 없다.
> **1 or 2개:** 뇌의 컨디션 저하의 신호가 보인다. 심각해지기 전에 빠른 대책을 취하자.
> **3개 이상:** 뇌의 컨디션 저하의 신호가 울리고 있다. 당신의 능력이나 실력이 충분히 발휘되지 않을 가능성이 높다.

당신의 '뇌 컨디션'을
알아보는 체크 리스트

어떤가? 지금 0개인 사람도 대수롭지 않은 일로 컨디션이 저하될 수 있다. 다만 혼자서 해내기 막막하더라도 포기할 필요는 없다. 지금부터 의사인 내가 몸소 '실험대'에 올라 뇌에 좋은 일을 실천해 본 모든 결과물을 이 책 한 권으로 전달하려 한다. 꼭 참고해 보길 바란다.

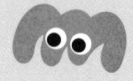

프롤로그

36세의 의사가 뇌종양에 걸리고 깨달은 '뇌의 작용'

짜증, 피로감, 일이 제대로 풀리지 않는 건… 뇌의 컨디션 탓이었다

"최근에 짜증이 늘었다."
"예전에 비해 업무 처리 능력이 떨어졌다."
"왠지 하루하루가 즐겁지 않다."

이런 고민이 있지는 않은가? 그건….
당신을 화나게 하는 사람 탓도,
업무의 처리 방식에 문제가 있어서도,
당신이 울적한 탓도 아닐지 모른다.
그저 '뇌의 컨디션이 나쁜 것'뿐이다.

이 책은 뇌의 컨디션을 정돈해 날마다 행복감을 얻고, 한층 나은 인생을 살기 위한 방법을 알려준다. 그 방법이란 전 세계의 다양한 뇌과학 논문에서 선정해 직접 실천해 보고 효과가 있던 사례들이다.

이 책을 읽으면 뇌의 컨디션을 정돈해서 당신의 뇌를 가장 바람직한 상태로 유지할 수 있게 될 것이다.

○ 필요 이상으로 짜증을 느끼는 일이 사라진다.
○ 푹 잤는데 밤을 새운 것처럼 멍한 상태로 출근하는 일도 사라진다.

그리고 무엇보다….

○ 매일이 조금씩 즐거워진다.

그 방법을 이 책으로 전달하고자 한다.

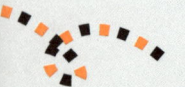

어느 날, 30대면서 체력에도 자신 있던 내게 찾아온 이변

소개가 늦었다. 나는 현재 스위스에서 의료 분야의 이노베이션 Innovation, 혁신을 전문으로 활동하고 있는 의사다. 제약 회사나 의료 기기 업체의 신제품 개발 지원을 맡고 있다.

또한 뇌종양에 관한 유럽 최대의 비영리 기관에서도 활동하고 있다. 이곳에서는 유럽의 뇌종양 연구에 대한 조성금 지불 여부를 판단하고, 뇌종양에 관한 정책을 정부에 제안한다. 또한, 뇌종양에 대한 이해가 깊어지게끔 유명 인사나 언론을 섭외해 캠페인을 개최하기도 한다.

어째서 의료 분야 혁신을 전문으로 하는 의사가 뇌의 컨디션에 대해 논하는 걸까 싶으리라.

그건 1년 전으로 거슬러 올라간다.

나는 학창 시절, 운동부에서 단련한 덕분에 체력에는 자신이 있었다. 건강 진단 결과도 매년 우

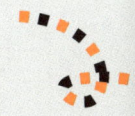

수했다. 그런 내가 영국 출장 중에 벌어진 일이다. 함께 있던 동료로부터 "눈이 이상하다"라는 지적을 받은 것이다.

거울을 보니 확실히 이상했다. 한쪽 검은자위가 위로 올라가 버려서 어디를 보더라도 움직이지를 않았다. 그러고 보니 아침부터 머리도 아프고, 멍한데….

내 안에서 위험 신호가 우렁차게 울리기 시작했다. 갑작스럽게 일어나는 뇌신경 증상이라 하면 뇌경색이나 뇌출혈 등의 뇌혈관 장애를 의심하게 된다. 이 질병들은 발병부터 치료까지 걸리는 시간이 중요하다. 이 시간이 후유증의 정도를 판가름한다.

동료의 지적을 받은 시점에서 2시간 정도 경과했을 가능성이 높기에, 서둘러 구급차를 불렀다. 하지만 도착까지 30분 정도가 걸린다는 답변을 받았다. 나는 다급히 눈앞에 있던 택시로 뛰어들어서 병원으로 향했다.

택시 안에서 병원에 연락을 취했다. 나는 "뇌혈

관 장애일 가능성이 높다", "두통도 보통이 아니다", "안구도 움직이지 않는다", "오심도 느껴진다", "증상이 나타난 지 이미 2시간 정도 지났을 가능성이 높다" 등 사정을 설명했다.

그 말을 듣고 있던 운전기사는 완전히 「미션 임파서블」 내지 「007」의 등장인물 같았다.

"I won't let you die 당신을 죽게 내버려두지 않겠어."

운전기사는 필사적으로 차를 몰았는데, 그때 운전하던 얼굴을 지금도 생생히 기억한다.

병원에 도착하자 뇌혈관 장애가 의심되어 곧바로 CT Computed Tomography, 컴퓨터 단층 촬영를 찍었다. 그리고 대기실 침대에 누워서 기다렸다.

CT의 결과는 바로 나온다. 뇌혈관 장애라면 곧바로 조치가 시작될 터. 하지만 아무리 기다려도 감감무소식이었다. 간호사에게 물어봐도 "조금만 기다리세요"라는 말뿐이었다.

'뇌혈관 장애는 아니었나 본데, 그럼 뭘까?' 그렇게 생각하기 시작한 새벽 2시경, 의사가 나를 불렀다.

"뇌혈관 장애는 아니지만 뇌에 그림자가 꼈어요. 종양일 가능성이 높은데 현시점에서는 악성인지 양성인지 판단하기 어렵습니다. 이대로 입원해서 검사를 받아봅시다"라는 설명을 들었다.

몇 주 정도 입원하면서 여러 검사를 되풀이했다. 어쩌면 당신은 셜록 홈즈가 단번에 진상을 밝혀내듯이, 질병의 진단 역시 단번에 해낼 것이라고 생각할지도 모르겠다.

하지만 대부분의 실상은 그렇지 않다. 고려해볼 수 있는 진단을 목록으로 정리하고 검사한 후, 치료를 통해 효과를 보면서 그 목록을 위에서부터 하나씩 지워나가는 방식이다.

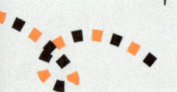

'연령적으로나 이환율적으로나 가능성이 높아 보이는 질병부터 치료해 보았지만, 효과가 없다. 스테로이드에도 반응이 없으니 자기 면역 질환과는 다르군.' 이런 식으로 점점 좁혀나갔다.

그러다 마지막으로 남은 것이 뇌종양이었다. 의학적으로 생각해 보면 이 나이에 뇌종양에 걸리다니, 드문 일이었다. 나처럼 갑작스러운 안과 증상이 나타나는 경우는 더더욱 드물다.

나를 담당했던 의사 역시 처음에는 "비슷한 증례는 지금까지 전 세계를 통틀어 5건 정도밖에 없으니 설마 그건 아닐 겁니다"라고 말했다. 그러니 목록에는 줄곧 남아 있었지만 나 또한 통계적으로는 거의 불가능에 가깝다고 생각했다.

입원하고 2주 정도 지난 어느 날. 병원 휴게실에서 커피를 마시고 있으니 의사가 심각한 얼굴로 다가왔다. 그 얼굴을 보고 '아, 좋지 않겠구나' 하고 직감했다. 나 역시 선고하는 입장에 선 적이 있다. 특유의 긴장감은 내가 원하든 원치 않든 전해지기 마련이다.

의사는 "뇌종양이다", "위치상 수술이 꽤나 어렵다", "가능한 치료는 한정되어 있다", "치료가 무사히 끝난다면 원상태로 돌아갈 가능성이 높지만, 현시점에서는 명확하게 해줄 말이 없다"라고 이야기했다.

전 세계에 5명 정도밖에 없는 뇌종양에 걸리다

"설마 내가 뇌종양? 심지어 30대에?"

MRI_{Magnetic Resonance Imaging, 자기 공명 영상} 사진에 비친 그림자를 보며 무심코 중얼거렸다. 그 후 스위스, 미국, 일본의 연락망에 연락을 취해 뇌종양에 관한 다양한 의견을 들어보고 스위스로 병원을 옮겼다. 미국과 일본의 의사와도 상담하면서 방사선 치료, 약물 치료 등이 시작되었다.

돌이켜 생각해 보면 약 3개월 전부터 두통이 일거나 눈이 잘 안 움직이고, 눈꺼풀이 무거웠다. 다만 하루에 12시간 넘게 일하던 때여서 '피곤해서 그래', '일을 너무 많이 했나 봐'라고 생각하며 증상의 심각성을 무시했던 것도 사실이다.

이 진단을 받고 이제껏 '24시간 치열하게 살 수 있다'라는 업무 중심의 사고가 달라졌다. 내 생활은 순식간에 '이쪽의사'에서 '저쪽환자'으로 바뀌었고, 하루하루 병원 침대에서 보내게 되었다.

치료는 성공! 후유증 따윈 착각일 뿐…

다행히도 적절한 시기에 치료를 받고 경과도 나쁘지 않았다. '그럼 업무에 복귀해 볼까!' 하고 의기양양하게 퇴원했다. 하지만 수술받은 나를 기다

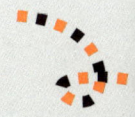

리고 있던 것은….

'뭐야? 이게 나라고?'

라고 생각할 수밖에 없는 기분 장애, 집중력 저하, 두통 등의 수술 후유증이었다.

최근에는 뇌종양을 경험한 유명인이 미디어에 출연하면서 이 질병에 대해 알게 된 사람이 많을 거 같다. 뇌 수술을 받으면 모종의 후유증이 남는 경우가 많다는 사실을 말이다.

외과 수술이든, 방사선 치료든, 화학 요법이든, 모두 뇌에 엄청난 자극을 가한다. 따라서 후유증이 생긴다는 것은 당연하다면 당연한 일이다.

나도 의사다. 그 사실을 물론 알고 있고, 각오도 하고 있었다. 그런데 막상 후유증이 발생하고 보니 충격을 감출 길이 없었다. 후유증은 다양했다.

금세 지친다, 우울하다, 짜증이 난다, 이전처럼 종일 집중해서 업무를 볼 수 없다, 말이 매끄럽게 나오지 않는다, 그리고 그칠 줄 모르는 두통….

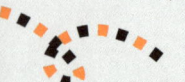

나의 뇌는 수술 전과 명백히 달라졌다. 의사로서 고령의 환자를 진찰하던 때와는 수준이 다른 뇌의 컨디션이었다. 이러한 후유증에 당혹감을 느꼈고, 눈앞이 깜깜해졌다.

이를테면 뇌경색·뇌졸중을 포함한 뇌 수술을 받은 뒤에 일어나는 증상으로 '이피로감'이라는 것이 있다. 이는 정도의 차이는 있을지언정 대부분의 환자에게 나타나는 증상이다.

이피로감易疲勞感이라는 한자를 보고 '조금 쉽게 지치나 보다'라고 생각할지도 모르겠다. 실제로 뇌질환 환자 중에서 가장 두터운 층인 70세 이상의 경우에는 눈치채지 못하는 사람도 많다. 하지만 젊은 사람이라면 증상이 나타나기알아차리기 쉽다.

휴대폰의 스크롤을 내렸을 뿐인데도 몰려오는 피로

나는 퇴원 직후에 휴대폰의 스크롤을 내려서 메일만 읽어도 기진맥진했다. 이러한 피로감을 견디면서 지속적으로 스크롤을 내릴 때는 '이걸 스크롤하느니 그만 살고 말지'라고 생각할 정도로 지쳐 있었다. 또한 피로감으로 오랫동안 서 있지 못하게 돼서 샤워하던 중에 바닥에 주저앉은 채 1시간 정도 뜨거운 물을 맞고 있었던 적도 있다.

그야말로 '조금 지치나 보다'라고 생각할 만한 수준은 아니었다. 샤워만 했을 뿐인데 처음으로 마라톤을 했을 때와 같은 피로감을 느꼈다.

집중력의 저하 역시 난감한 문제였다. 본래 나의 집중력은 깊이나 지구력 모두 강한 편이었는데, 그중에서도 지구력이 사라졌다.

수술 후 3개월 정도 지났을 때는 겨우 15분도 책을 읽기가 어려워서 중간에 휴대폰을 만지작거리

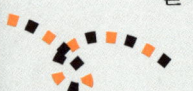

거나 뭔가를 먹고 싶다는 충동에 휩싸였다.

또한 오후 5시쯤이면 뇌의 지구력이 한계를 맞이해 잠을 자거나 멍하니 있기 외에는 아무런 일도 할 수 없었다. 가족과 대화를 나누거나 텔레비전을 시청하는 것도 어려웠다.

이러한 증상은 뇌 수술을 받거나 방사선 치료, 화학 요법을 실시한 환자에게 자주 발견되는 전형적인 부작용이다.

어느 정도 각오는 하고 있었지만, 예상보다 일상생활에 미치는 여파가 컸다. 또한 의료 종사자의 협력도 구하기 힘들었고, 스스로도 언제쯤 후유증이 개선될지 알 수 없는 상황이 이어졌다.

거의 실시되지 않는 후유증 연구에 도전하다

오해를 무릅쓰고 말하자면, 유감스럽게도 수술 후유증이란 의사가 즐겨 이야기하는 분야가 아니다. 또한 생명을 위협하는 수준의 후유증이 아닌 이상 진지하게 귀를 기울이는 경우도 드물다.

수술이라는 큰일을 마친 의사에게 부작용 관리란 '빛을 보기 어려운 수수한 작업'이다. 현행 의료 제도에서 부작용 관리 분야는 의사나 병원이 받을 보상이 충분히 설계되지 않은 나라가 많은 것도 사실이다.

따라서 의사의 선의에 의존하게 되는 분야기도 하다. 부작용에 관한 이야기를 하면 '의사가 싫어하지는 않을까'라는 생각에 굳이 먼저 말을 꺼내지 않으려는 환자 역시 적지 않다. 실제로 어떤 환자는 의사로부터 이런 말을 들었다고 한다.

"수술은 성공했으니까요."
"종양은 제거됐으니 저희가 더 해드릴 수 있는 일은 없습니다."
"착각은 아닐까요."

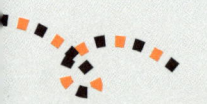

환자가 의사에게 퇴짜를 맞은 것이다. 이러한 상황이다 보니 후유증에 대한 연구 역시 한정적이다.

나는 입원 중에 후유증 관련 다양한 논문이나 정보, 환자 모임 정보가 있는 사이트에 접속했지만 알 수 있는 부분은 단편적이었다. 하지만 여기서 주저앉을 수는 없었다. 내가 업무에 복귀할 수 있느냐 없느냐가 달려 있었다.

나의 의학적 지식, 경험, 그리고 인맥을 총동원해 '한층 업그레이드된 내가 되어서 업무에 복귀하자'라는 목표에 도전하기로 결심했다. 단편적인 정보를 닥치는 대로 읽어보고 짜맞추며, 비슷한 치료를 실시한 독일, 영국, 미국, 그리고 스위스의 전문의나 환자와 이야기하는 나날이 시작되었다.

구체적으로는 조금이라도 비슷한 질병의 논문을 읽어보고 저자와 접촉해 내가 겪은 후유증을 설명한 뒤 정보 교환을 요청했다.

불행 중 다행이라 해야 할까. 내 증례는 무척이

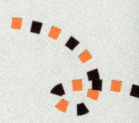

나 희귀해서 관심을 보이는 의료 종사자나 연구자는 충분했다. 또한 의사면서 환자로서 증상이 발생했을 때부터 꽤 세세하게 '임상 증상 노트'를 적어 두어서, 여기에 흥미를 느끼는 사람도 많았다.

최고의 '실험용 쥐'는 바로 나! 입증 작업을 시작하다

논문, 환자 인터뷰, 의사와의 대화를 통해 알아낸 사실이 있다. 바로 '스트레스 제거하기' 그리고 '뇌의 컨디션 정돈하기'의 중요성이다.

그래서 이를 위한 방법을 목록으로 정리했다. '뇌의 컨디션을 정돈하는 법'이라는 100가지 정도의 증거를 수집했다. 그 목록을 토대로 1년 동안 스스로 실험대에 올랐다. 날마다 이 작업과 씨름해 왔다. 한번 시도할 때마다 실행 난이도나 효과를 기록하고, 과학적으로 효과를 판정해 나갔다.

그렇게 1년간의 실험을 통해 '운동', '마인드',

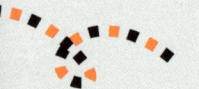

'생활 습관', '영양'의 분야에서 뇌에 좋은 생활을 구축해 나갔다. 그리고 '집중할 수 있는', '기분을 안정시킬 수 있는', '쉽게 피로해지지 않는' 뇌의 컨디션을 갖추기 위한 습관을 몸에 새기기 시작했다.

2장에서 자세히 이야기하겠지만 댄스를 시작하거나, 심박수를 제어하거나, 유산소 운동의 양을 늘려보기도 했다. 여기까지만 들으면 머리 위에 물음표가 떠오를지도 모르겠으나, 뇌의 컨디션을 끌어올리기 위해 과학적인 증거에 입각한 시도였다.

최고의 능률을 실현하고픈 모든 사람에게

다양한 시도를 시작하고 1년이 지나, 뇌의 컨디션은 원래대로 돌아왔을 뿐 아니라 이전보다 나아졌다. 업무에 복귀하면서 이전보다 능률이 높아졌음을 느꼈다.

구체적으로는 다음과 같다.

○ 이전보다 판단 속도가 빨라졌다.
○ 그 주의 중반부터 몸이 피곤한 일이 사라졌다.
○ 줄곧 느끼던 편두통이 사라졌다.
○ 고역이던 어학 공부를 할 때 새로운 단어가 쏙쏙 들어오기 시작했다.

이 이야기를 의사나 직장인인 친구에게 들려주자 모두 흥미를 보였다. 앞으로 소개할 뇌의 컨디션을 정돈하기 위한 습관은 뇌종양이나 뇌경색, 뇌졸중 등 뇌에 관련된 질병의 후유증 개선, 치매 예방에도 활용할 수 있다.

또한 이 습관은 뇌질환에 관련된 후유증을 앓는 사람뿐 아니라 최고의 능률을 실현하고픈 사람 모두에게 도움이 된다. 절박한 마음으로 필사적으로 매달려서 1년 동안 몸 바쳐 실험한 끝에 얻게 된 지식이다. 이렇게 얻은 지식을 나만 알고 있기란 아까운 일이라고 생각한다.

이 책은 내가 한몸 바쳐서 진심을 다해 써낸 책

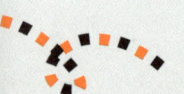

이다. 의사로서, 환자로서, 그리고 연구자로서 시도해 온 실험 끝에 얻게 된 지식의 집약체다.

지금부터 이야기할 내용이 당신에게도 도움이 되리라 믿으며.

히라이 마이코

목차

당신의 '뇌 컨디션'을 알아보는 체크 리스트 **04**

프롤로그
36세의 의사가 뇌종양에 걸리고 깨달은 '뇌의 작용' **07**

 잘 풀리지 않는 이유는 '당신'의 탓이 아니라 '뇌의 컨디션' 때문이다

집중력이나 행복도의 저하… 스트레스나 노화가 뇌에 미치는 영향 **34** │ '뇌의 세 가지 기능'은 지나친 음주나 수면 부족을 통해서도 저하된다 **36** │ 우울증, 번아웃 증후군에서 볼 수 있는 증상 **41** │ '수면 부족'으로 연간 15조 엔의 경제적 손실 **43** │ 어째서인지 모국어에만 영향을 끼친다 **47** │ 신주쿠에서 자란 내가 인파 속에서 공황 발작을 느끼다 **50** │ 감정의 크기를 제어할 수 없어지는 '감정 실금'이란? **53** │ 이전에는 생각조차 못 했던 일로 오열! 내가 경험한 '감정실금' **57** │ '왠지 즐겁지 않아'의 이면에 자리한 뇌의 호르몬 **61** │ 북유럽의 겨울을 우습게 보지 마라!? 명랑한 나여서 괜찮을 줄 알았는데… **66** │ 쉽게 발끈하고, 계속 화가 치미는 것은 세로토닌 부족 때문 **68** │ 좁은 장소에서의 '와글와글 떠들썩'이 옥시토신을 분비한다 **70** │ 도파민을 정복하는 자는 행복감을 정복한다 **73** │ 호스트 클럽에 빠지는 이유는 도파민 중독일지도 **77** │ 도파민의 노예가 되겠는가? 목표를 달성하기 위한 도구로 삼겠는가? **80** │ 스트레스나 긴장에 의해 방출되는 코르티솔의 역할 **82** │ 만성 스트레스에 노출된 사람의 해마는 작다 **85** │ 40대부터 시작되는 전두엽 위축이 '폭주 노인'을 만든다 **87** │ 뇌의 컨디션을 저하시키는 '심리적 스트레스'와 '물리적 스트레스' **90** │ 기업 환경의 개선은 스트레스와는 무관한가? **92** │ 대기 오염이나 소음은 나도 모르는 사이에 뇌에 영향을 끼친다! **94** │ 그 '스트레스 해소법', 흥분될 뿐이지 만족감은 없다 **98** │ 과학적으로 입증된 스트레스 해소법이란? **100** │ 하루 2시간 이상 5시간 미만의 '나만의 시간'으로 스트레스를 회피하기 **103** │ 시간표를 만들면 자주적인 시간으로 변한다 **105**

2장 뇌의 파괴를 막아라! 업그레이드된 뇌를 만드는 '운동'과 '행동'

아무것도 하지 않으면 30대부터 뇌는 쇠퇴한다 110 | 일의 능률 상한선은 20년 뒤에 찾아온다 112 | 몇 살을 먹든 뇌의 능률이 떨어지지 않는 '뇌의 가소성'이란? 114 | '미셸 맥의 사례'에서 알 수 있는 뇌의 특성 116 | 젊은 시니어 '슈퍼에이저'의 비결은? 119 | 머리가 좋은 사람은 저글링을 한다? 123 | 1주일 150분의 유산소 운동이 뇌의 파괴를 막아준다 126 | 근육 운동이나 스트레칭보다 '빨리 걷기'가 뇌의 회춘에 도움을 준다 129 | 운동을 통해 쑥쑥 솟아나는 아이디어-디폴트 모드 네트워크 체험하기 132 | 과제를 남긴 채 달리기를 하면 좋은 아이디어가 떠오른다 135 | 업무 시간 틈틈이 운동해서 뇌를 정비하기 137 | 제2의 뇌인 손을 움직이면 생겨나는 효과 139 | 앉아서 지내면 '운동 효과는 수포로 돌아간다' 143 | '일은 컴퓨터 앞에 앉아야만 할 수 있다'라는 상식 뒤집기 146 | 평소와는 다른 커뮤니티에 참여하기의 중요성 149 | 스위스에서 배운, 자연이 뇌에 끼치는 영향 153 | 자연이 있는 곳에서 30분만 시간을 보내도 긍정적으로 변한다 155 | 관엽 식물이나 자연을 찍은 사진으로 뇌를 활성화시키자 158

3장

하루하루 의욕을 극적으로 향상시키는, '주인공'으로서 하루를 보내는 방법

인생에 목표가 있는 사람은 사망률이 15%나 낮다 **162** | 멍하니 시간을 보냈다간 행복을 느낄 수 없다! **165** | 코로나 사태 이후에 급증한 '목적을 잃은' 관리직들 **168** | 작은 목표를 설정할 정도의 에너지도 없다! 설정했지만 두근거리지 않는다! **170** | 「악마는 프라다를 입는다」를 통해 깨우친 적극적으로 살기 위한 방법 **174** | 적극적으로 변하기 위한 '테마 결정' ❶ 「닥터 X」의 등장인물로 분하는 외과의 친구 **177** | 적극적으로 변하기 위한 '테마 결정' ❷ 폭풍 슬럼프의 「Runner」는 주사 맞을 때 듣는 곡 **180** | 도파민 및 옥시토신을 작용하게 하는 '씨 뿌리기' **183** | 뇌과학적으로 생각해 본 가장 효율적인 씨 뿌리기 방법 **187** | 매일 5개의 '씨 뿌리기'를 한 나의 도전 사례 **190** | 자기 긍정감이 낮아지기 전에 알아차려야 할 확률에 대해서 **195** | 단시간에 행복 호르몬을 분비시켜라! **198**

4장 뇌를 지키기 위해서라도 우선 '고독'에서 탈출하자

'고독'은 다량의 담배나 음주와 같은 수준 204 | 영국이 '고독부 장관'을 둔 이유 206 | 고독은 치매의 발병률을 8배로 높이고 사망률을 30% 높인다 211 | 남극에 오랫동안 부임한 사람의 뇌는 쪼그라들어 있다 213 | 왜 사람에게는 관계가 중요한가? 216 | 고독대국 일본! 30대 이후로 인간관계는 희박해진다 221 | 고독이 고독을 부른다! 뇌과학적으로 무서운 '고독의 개미지옥' 224 | 환자는 어떻게 해서 '고독의 개미지옥'에 떨어지는가? 227 | 환자가 된 내가 실감한 '프로에게 이야기를 들려주기'의 중요성 231 | '참된 친구'인가 '이해관계 속에서 성립된 친구'인가? 234 | 뇌과학적으로 친한 친구는 2명이면 충분하다 237 | 모르는 사람과 대화하기의 놀라운 효능 239 | 계산대에서 직원의 명찰만 봐도 옥시토신이 분비된다 242 | 한 번의 미소에는 초콜릿 바 2,000개 분량의 행복 효과가 있다 244 | 업그레이드된 자신이 되어서 업무 복귀를 이루며 248

에필로그
환자가 된 뒤로 보이게 된 일들 **250**

감사의 말 **259**

부록
2주 만에 뇌의 컨디션을 개선해 보자! 260
Part1 행복 호르몬을 늘려주는 행동
Part2 뇌를 회춘시켜 주는 행동

> 1. 본 도서는 국립국어원 표기 규정 및 외래어 표기 규정을 준수했으며, 일부 입말에 따라 표기하였습니다.
> 2. 본 도서에서 영화명, 드라마명, 노래명은 「 」 도서 제목은 『 』로 표기하였습니다.

32

1장

잘 풀리지 않는 이유는 '당신'의 탓이 아니라 '뇌의 컨디션' 때문이다

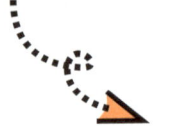

집중력이나 행복도의 저하…
스트레스나 노화가
뇌에 미치는 영향

"뇌종양이라니, 그게 나랑 무슨 상관이야?"

이렇게 생각하는 사람도 많지 않을까. 하지만 뇌종양 수술 후유증을 통해 내가 경험한 것은 스트레스나 노화에 따른 뇌의 컨디션 저하를 마치 '빨리 감기로 체험'한 듯한 느낌이었다.

심리적으로나 물리적으로 스트레스를 받으면 그 영향으로 뇌는 급성 또는 만성적으로,

○ 집중력 저하

○ 기억력 저하

○ 인지 능력 저하

○ 행복도 저하

… 등을 일으킨다.

그리고 뇌종양이나 뇌혈관 장애 수술은 뇌에 극한의 스트레스를 가한다. 중요한 이야기인지라 거듭 말하지만, 이 경험은 스트레스나 노화를 통해 겪는 뇌 기능 저하를 '빨리 감기로 체험'한 것과 마찬가지였다.

지금부터 이야기할 내용은 뇌의 컨디션이 조금만 나빠져도 누구나 겪을 수 있는 상황이다. 건강한 사람도 예외는 아니다. 꼭 알아두길 바란다.

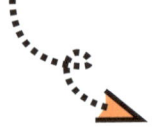

'뇌의 세 가지 기능'은 지나친 음주나 수면 부족을 통해서도 저하된다

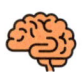

한 사람의 뇌는 전 세계 인구의 10배가 넘는 수의 세포로 이루어져 있으며 도서관 1만 1,000곳 분량의 정보를 저장한다. 이처럼 복잡한 뇌는 뭔가를 생각하거나, 결정하거나, 운동을 제어하는 데 빼놓을 수 없는 기관이다. 뇌에는 주로 세 가지 기능이 있다그림1.

우선은 '결정·수행'이라 불리는, 판단하고 진행하는 기능이다. 판단력과 프로젝트 매니지먼트 능력이라고 이해하면 쉽다. 목표를 설정하고, 거기까지의 과정을 계획해서 적절하게 문제를 해결하고, 의사 결정을 내리고, 이를 효과적으로 실행해 나가는 능력을 말한다.

이 기능이 낮으면 '요령이 없다', '우선순위를 정하지 못한다', '멀리 내다보고 행동하지 못한다', '일일이 지시받지 않고는 행동하지 못한다', '임기응변을 발휘하지 못한다' 등의 상태가 된다.

다음으로 '사회적 인지'라 불리는, 타인과 관계를 맺는 기능이다. 타인의 표정·행동·발언을 통해 상대방의 의도나 감정을 이해하고, 자신의 행동이나 정동情動에 관한 의사 결정을 내리며 사회적 교류를 원활하게 하는 기능이다.

타인과 소통하거나 사회생활을 영위하는 데 필요한 인지 기능으로, 이로 인해 타인에 대한 공감과 도덕적 행동이 가능해진다고 볼 수 있다. 이 기능이 낮으면 '타인의 마음을 이해하지 못한다', '비사회적인 행동을 저지른다' 등의 상태가 된다.

마지막으로 '주관적 행복감'이라 불리는, 감정을 관장하는 기능이다. 유쾌한 감정, 만족도, 기분을 형성한다. 감정적 측면_{즐거움, 슬픔 등}과 인지적 측면_{자신의 삶에 대한 만족도}을 갖는다.

　이 기능이 낮으면 '다양한 감정의 균형을 잡지 못한다', '삶에 대한 만족도가 떨어진다' 등의 상태가 된다.

그림 1　뇌의 세 가지 기능

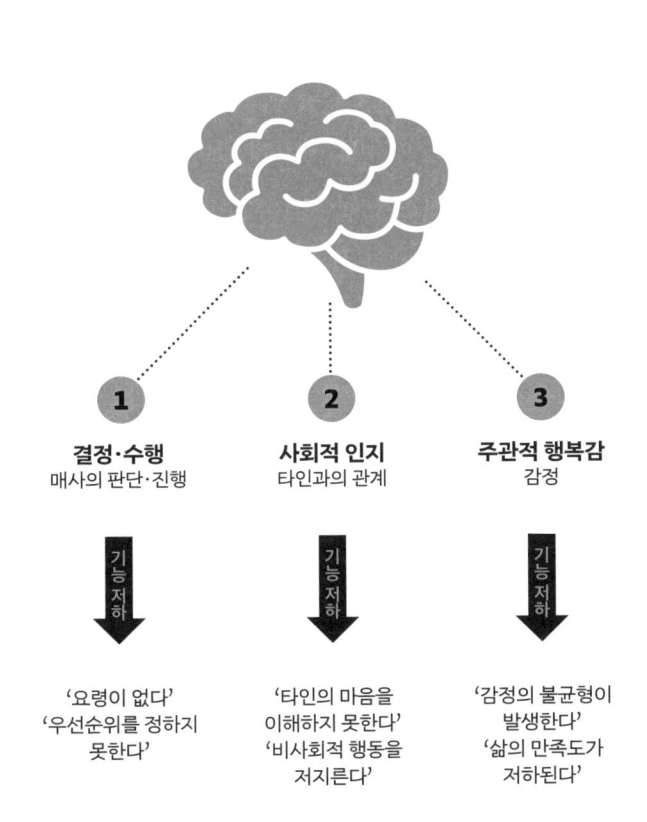

1　결정·수행
매사의 판단·진행

2　사회적 인지
타인과의 관계

3　주관적 행복감
감정

↓ 기능 저하

↓ 기능 저하

↓ 기능 저하

'요령이 없다'
'우선순위를 정하지 못한다'

'타인의 마음을 이해하지 못한다'
'비사회적 행동을 저지른다'

'감정의 불균형이 발생한다'
'삶의 만족도가 저하된다'

이 세 가지 기능은 사소한 원인만으로도 본래의 진가를 발휘하지 못하게 된다. 일상에서 지나친 음주, 수면 부족, 업무 스트레스 등의 요인에 따라 저하된다. 수면 부족이 만성화되면 스트레스나 욕구에 쉽게 무너지는 이유도 여기에 있다.

바빠서 스트레스가 쌓이거나 수면 부족 상태일 때, 단기적인 목표나 결과밖에 눈에 들어오지 않는 경험이 당신도 있으리라.

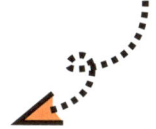

우울증, 번아웃 증후군에서 볼 수 있는 증상

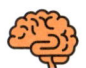

우울증, 적응 장애, 번아웃 증후군 등의 상태에 빠지면 이 세 가지 기능 결정·수행, 사회적 인지, 주관적 행복감이 저하되는 일이 많다는 사실을 알고 있는가.

예를 들어 일본인 15명 중 1명은 일생에 한 번 정도 우울증에 걸린다고 한다. 또한 2015년, 미국의 딜로이트 토마츠 컨설팅Deloitte Tohmatsu Consulting이 미국 기업에 근무하는 1,000명을 대상으로 실시한 조사에서는 77%가 현재의 직장에서 번아웃 증후군을 경험했다고 대답한 바 있다.

나는 뇌종양 수술에 따른 후유증으로 앞의 세 가지 기능이 크게 저하되었다. 이 상태는 수술 후 10개월 가까이 이어졌다. 판단하는 기능이 저하되면서 타인이 말하는 '단어'는 이해하지만 '문맥'을 잘 이해하지 못하게 되었다. 또한 감정에 관한 기능이 저하되면서 감정의 기복이 커져, 쉽게 짜증이 나거나 타인의 말에 민감해지기도 했다.

이러한 증상은 적응 장애, 번아웃 증후군 등에서도 볼 수 있다. 예를 들어 번아웃 증후군의 경우, '작은 판단도 적절히 내리지 못해 결정이 늦어진다', '이전보다 업무에 더 많은 시간이 걸린다', '정보의 중요도에 대한 판단이 서지 않아 중요한 정보가 누락되고 만다', '잠이 오지 않는다' 등이 징후로 나타난다. 그래서 자신의 이러한 이변을 알아차리고 의사를 찾는 사람이 많다.

이번 장에서는 세 가지의 기능이 저하되면 무슨 일이 벌어지는지, 기능별로 나의 경험에 입각하며 자세히 이야기를 풀어보도록 하겠다.

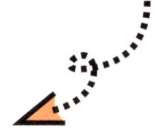

'수면 부족'으로 연간 15조 엔의 경제적 손실

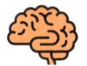

우선 판단하고 진행하는 능력에 대해 살펴보겠다. 사람은 날마다 3만 5,000번의 판단을 내린다고 한다. 이는 2초당 1회에 해당하는 수치다.

이러한 판단에는 투자처 등의 중대한 판단부터 '지금 창밖을 바라볼까, 말까'와 같은 스스로는 눈치채지 못할 정도로 사소한 판단까지 포함된다.

지혜와 행동력을 발휘하며 수렵해 온 인간에게 발달한 특유의 능력이라 할 수 있다. 이 능력이 저하되면 일상의 자잘한 판단에 걸려 넘어지게 된다. 2초마다 판단을 내리니 당연한 일이다.

당신도 수면이 부족할 때나 과음한 뒤에는 어쩐지 머리가 제대로 돌아가지 않는다고 느낀 적이 있으리라. 수면이 부족할 때는 의욕이나 감정의 제어, 집중력과 관련된 전두엽이 타격을 받아 뇌의 활동이 저하된다. 그로 인해 실수가 잦아지고, 판단력이 저하되고 마는 것이다.

미국의 싱크탱크인 랜드 연구소RAND Corporation의 계산에 따르면 일본에서 수면 부족 때문에 일어나는 국가적 경제 손실은 연간 15조 엔이라고 한다. 이는 소니 그룹이나 닛산 자동차의 2023년 연간 매상을 웃도는 규모다.

나 또한 수술 후에는 수면이 부족할 때나 과음 후에 맛보았던, 머리가 무뎌지는 감각이나 판단이 순간적으로 지연되는 느낌을 받았다. '판단'이라는 과정을 거친다는 것조차 인지하지 못할 만큼 간단한 일도 꼼꼼히 인식해야 진행할 수 있었다.

이를테면 입원 중에는 이런 일이 있었다. 움직

일 수 있게 된 후에 다리 스트레칭을 하고 있을 때였다. 단순한 스트레칭이지만 오른쪽을 마친 뒤, 왼쪽으로 옮겨가는 동작을 할 수가 없었다.

단순한 움직임, 심지어 조금 전에 오른쪽에서 했던 동작이 왼쪽으로 바뀐 순간 이해가 되지 않았다. 요컨대 다리를 어디에 놓고 손을 어디에 놓아야 하는지 그 판단이 무뎌지고 말았다.

한번은 이런 일도 있었다. 병동에 입원해 있던 중, 늘 보던 드라마를 시청했다. 평소 같으면 딱히 의식하지 않더라도 전체적인 내용이 머릿속에 들어왔을 텐데, 그때는 드라마 속 인물이 말하는 각각의 단어나 문장은 이해할 수 있지만 맥락을 이해할 수 없었다.

무척이나 이상한 감각이었다. 하나하나의 자잘한 조각은 이해할 수 있는데도 전체적인 의미가 이해되지 않았다. 눈앞에서 무슨 일이 일어나는지 해석할 수 없었다.

이 또한 즉각적인 판단을 내려 의미를 짜맞추는 능력이 무뎌졌기 때문인 것 같다. 나는 드라마를 재미있게 보는 데도 뇌의 컨디션이 중요하다는 걸 알았다.

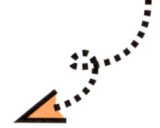

어째서인지 모국어에만 영향을 끼친다

모국어인 일본어를 읽고 쓰는 데도 지장이 생겼다. 나는 평소에 직업상 상당한 양의 정보를 처리하곤 했다. 그런데 수술 후에는 글을 읽지도 않고 건너뛰는 경우가 높은 빈도로 발생했고, 타이핑할 때도 높은 빈도로 실수<u>특히 단어 누락</u>가 발생했다.

하나의 메일에 2~3개의 단어를 빠뜨리는 일도 허다했다. 심지어 내 머릿속에서 그 단어는 이미 처리된 상태여서 다시 읽어보아도 눈치채지 못했던 것이다.

나는 모국어인 일본어에서만 이런 문제가 발생

했고 제2, 제3외국어에서는 영향을 받지 않았다. 처음에는 주의력이 산만해졌나 싶어서 작업량을 조절했지만, 개선되진 않았다.

나는 당혹스러웠다. 이 이야기를 나와 같은 의사면서 머리 부분을 대상으로 방사선 치료를 받은 동료에게 말했다. 그러자 그 동료도 똑같은 증상이 나타났으며 모국어에서만 발생했다고 동의했다.

동료는 방사선 치료를 받고 5년이 지났지만 아직까지도 메일을 보낼 때 오타가 발생해, 중요한 메일은 어시스턴트에게 확인받는다고 했다.

놀랍게도 동료와 나는 언어를 관장하는 뇌의 부위에는 아무런 이상이 없었다. 그럼에도 언어에 영향을 끼쳤던 것이다. 다른 뇌경색 환자도 언어를 관장하는 뇌의 부위에 직접 영향을 받지 않았는데 언어 능력이 저하된 케이스가 있다고 한다. 학술적으로 결정·수행 기능 저하에 따른 영향일 것으로 본다.

나는 업무 복귀 후 일본어로 된 업무를 줄이는 식으로 대처했고 반년 후에는 이러한 후유증이 사라졌다.

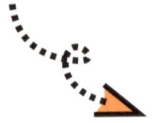

신주쿠에서 자란 내가 인파 속에서 공황 발작을 느끼다

퇴원 후, 인파 속에서 공황 발작 증세가 나타나 놀란 적이 있다. 스위스에서 살다 보면 인파에 둘러싸일 일이 딱히 없어서 눈치채지 못했던 증상이다.

퇴원 후 3개월 정도 지나서 연말에 후쿠오카의 텐진天津에서 1개월 정도 머무를 기회가 있었다. 그때, 텐진 지하도에서 모두가 나를 향해 오는 듯한 느낌을 받았고, 다가오는 사람들을 좌우 어느 쪽으로 피하면 좋을지 몰라 한 걸음도 떼지 못했다. 영화에서 수많은 화살이 주인공을 향해 날아오는 장면처럼 사람들이 나를 향해 다가오는 것 같았다.

나는 맹렬한 두려움에 머리를 감싸 쥐고 그 자리에 주저앉고픈 충동에 휩싸였다. 간신히 벽 쪽으로 이동해서 심호흡하는 것이 고작이었다. 전형적인 공황 발작 증상이었다.

나는 본래 신주쿠에서 자랐다. 터무니없이 붐비는 신주쿠의 교차로를 날마다 오가며 학교에 다니던 도시 아이였다. 즉, 평소의 나라면 텐진 지하도는 전혀 문제 될 것 없는 수준이었다.

그런데 텐진 지하도에서 공황 발작을 일으키다니. 나에게 어떤 문제가 일어난 건지 종잡을 수 없었다.

주변의 뇌 관련 환자와 이야기해 보니 비슷한 경험을 한 사람이 많았다. 순간적인 판단오른쪽으로 갈 것인가 왼쪽으로 갈 것인가 등이 불가능해진 것에 기인한 일이었다.

특히 연말의 텐진 지하도는 축제를 위한 조명 등 다양한 불빛으로 가득한데, 이러한 빛을 반사하는 상품도 즐비해 있다. 게다가 음식점과 입욕제 가게의 강한 냄새가 뒤섞이며 오감을 자극한다.

인파로 인한 공황 발작 증세는 서서히 줄어들었지만, 1년 가까이 지속되었다. 그 사이에 도쿄 출장을 떠날 때는 사람이 적은 역을 약속 장소로 잡아 달라고 부탁한 적도 있다.

뇌의 컨디션이 저하되면서 다양한 부분에서 불편함을 느꼈다. 수술 전의 일상은 옛날처럼 느껴졌다.

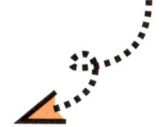

감정의 크기를 제어할 수 없어지는 '감정실금'이란?

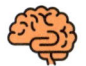

이제부터 타인과 관계를 맺는 기능인 사회적 인지에 대해 살펴보겠다. 이는 생존과 지배의 경쟁 속에서 인간에게 발달한 능력이라 할 수 있다.

이 능력이 낮아지면 어떻게 될까. 감정 제어 능력의 저하, 어린아이로 돌아간 듯한 증상, 공감 능력의 저하나 고집, 욕구 제어 능력의 저하, 우울증 등이 나타난다. 이는 '탈억제', '감정실금'이라 불리는 고차 뇌 기능 장애 현상이다.

어떤 환자들은 이 상태를 이렇게 표현한다.

"마음이 감정으로 꽉 차버린 듯한, 오열하기 직전에 코가 찡해지는 상태가 하루 종일 이어진다."

"자신도 믿을 수 없을 만큼 감정이 북받쳐서 조절이 불가능하다."

"중학교 2학년 때로 돌아간 것처럼 세상에 대한 짜증이 몰려온다."

이따금 길거리에서 남의 눈길을 아랑곳하지 않고 엉엉 우는 성인을 본다. 그러한 행동 역시 알코올이나 스트레스로 인한 사회적 인지 기능 저하의 일종 혹은 발달 장애 등 뇌와 관련된 증상인 경우도 있다.

뇌경색 등의 뇌질환 수술을 받은 뒤에도 자주 발견되는 현상이다. 희로애락이나 세상만사에 대한 감정이 자신도 믿을 수 없을 정도로 증폭되어 말이나 표정 등을 억제하기 곤란해지는 현상이다.

전형적인 증상은 다음과 같다.

○ 감정을 억누를 수 없어서 말의 속도를 조절하지 못하고 빨라진다.
○ 이야기하는 도중에 자신이 무슨 말을 하는지 이해하지 못한다.
○ 자신이 품은 감정에 대해 적절한 표현을 찾지 못한 채 같은 말을 반복한다.
○ 표현할 수 없는 양의 감정이 북받친 결과, 자연스럽게 팔다리가 움직인다.
○ 봇물 터지듯 수많은 감정이 쏟아져 나온다.

감정 제어의 어려움은 번아웃 증후군의 증상으로, 동료가 먼저 알아차려서 의사에게 상담하러 오는 경우가 많다고 들었다.

예를 들어, "고객을 응대할 때 짜증이 나기 시작했다", "주변에 쌀쌀맞게 대하는 경우가 늘었다", "주변 사람에게 공감하거나 경청하기가 불가능해졌다" 등이 주변 동료가 알아차리는 여러 징후인 듯하다.

이 글을 읽는 사람 중에서도 스트레스 가득한 날이 이어져서 사소한 일에 눈물을 글썽이고, 부정적인 감정을 억누를 수 없는 경험을 한 사람이 있을 것 같다. 이는 번아웃 증후군의 증상일 수 있다.

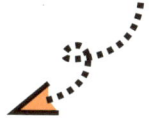

이전에는 생각조차
못 했던 일로 오열!
내가 경험한 '감정실금'

나는 억울하거나 슬플 때 눈물부터 흘리는 증상을 보였다. 사소한 일에도 코가 찡해졌다. 한번 코가 찡해지면 절반 정도의 확률로 눈물이 나왔고, 울기 시작하면 최소 30분은 멎지 않았다.

나는 어린 시절부터 그다지 우는 일이 없어서, 초등학생 때로 거슬러 올라가 생각하더라도 오열이 뭔지를 모르는 사람이었다. 그런데 '눈물을 참기'와 '울기'가 이다지도 체력을 소모하는 일이라는 걸 깨닫게 되었다.

분노가 시작되는 지점을 끓는점이라고 하면 이러한 끓는점이 낮아지는 등 분노에 섬세해지는 뇌 질환 환자가 많다. 하지만 나는 분노가 아닌 억울함, 슬픔 등의 감정에 섬세해졌다. 그나마 불행 중 다행일지도 모르겠다.

하지만 이 증상은 내가 직장에 복귀하는 데 걸림돌로 작용했다. 나는 본래 스트레스에 대한 내성이 높은 편인데, 타인의 태도 변화는 민감하게 감지했다.

나는 내 성격을 긍정적으로 활용해, 거래처나 환자, 동료의 사소한 말과 행동에서 기분의 변화를 빠르게 알아차려 왔다. 그리고 이를 업무에 적절히 활용해 왔다. 하지만 뇌종양 수술을 받자, 단순히 타인의 감정을 빠르게 눈치채는 데 그치지 않고, 생활하는 데 지장이 있을 만큼 영향을 받았다. 타인의 태도에 따라 수술하기 전의 50배에 가깝게 나의 감정이 뒤바뀌었다.

동료가 내게 조금이라도 짜증이 난 기색이 보이

면 순식간에 슬픔이 북받쳐서 눈물이 나올 것 같았다. 거래처에 제안한 내용이 그다지 인상적이지 않았음을 깨달으면 미안한 마음에 미팅 중에도 코가 찡해졌고, 곧바로 오열했다.

제안에 대한 피드백일 뿐, 나의 인격을 부정적으로 논한 게 아닌 건 알고 있다. 하지만 분해서 또 코가 찡해졌고, Zoom 미팅의 카메라가 꺼지면 그때부터 눈물을 멈출 수 없었다.

퇴원하고 3개월 정도는 온종일 눈물을 참는 데 신경을 곤두세우고 있어서 정말로 피곤했다. 처음에는 이게 후유증일 거라고는 생각하지 못해서 원인도 모른 채 그저 막막할 따름이었다.

여성 호르몬과 관련이 있는 걸까, 번아웃 증후군에 빠진 걸까, 업무가 나와 맞지 않는 걸까, 온갖 생각이 다 들었다. 하지만 모두 아니었다. '그럼 어떡하면 좋을까' 하고 생각하고 있는데, 수술 후 3개월 정도 지나자 이러한 증상은 멎었다.

이후에 뇌종양이나 뇌경색 등 뇌 수술을 받은 환자에게, 수술 부위와 관계없이 흔히 나타나는 부작용임을 알게 되었다.

뇌 수술을 받으면 이러한 부작용이 생길 수도 있다는 사실이 환자 및 의료 종사자에게 널리 알려지길 바란다.

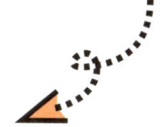

'왠지 즐겁지 않아'의 이면에 자리한 뇌의 호르몬

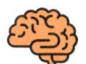

마지막으로, 감정을 관장하는 기능인 주관적 행복감이다. 이른바 '행복 호르몬'에는 세로토닌, 옥시토신, 도파민 등이 있다. 뇌가 '행복하다', '즐겁다', '충실하다'라고 느끼려면 이들 호르몬이 지나치거나 부족하지 않게 분비되는 상태가 중요하다.

세로토닌, 옥시토신, 도파민까지 모두 세 종류가 3대 행복 호르몬이라고 널리 인식되고 있다 그림2. 최근에는 베타 엔도르핀, 아난다마이드, 노르아드레날린 등이 행복감에 끼치는 효과에 대한 연구도 진행되고 있다.

여기서는 3대 행복 호르몬에 대해 조금 더 자세히 이야기해 보도록 하겠다. 세로토닌은 몸과 마음의 건강에 따라서 발생하는 호르몬이다. 이 호르몬은 '평온함', '치유받는 느낌' 등의 행복감을 가져온다고 알려져 있다.

사람의 경우 몸에 분포하는 세로토닌의 약 90%가 소화관에, 8~9%가 혈소판에, 그리고 나머지 1~2%가 뇌에 있다. 세로토닌은 신경 세포를 통한 정보 전달뿐 아니라 혈관 내에서의 혈액 응고, 장의 연동 운동, 체온 조절, 통증 제어 등에도 관여하는 호르몬이다.

이런 세로토닌이 행복 호르몬이라 불리는 이유는 정동情動이나 공격성 제어에 영향을 끼치며 정신을 안정시키는 작용을 하기 때문이다.

세로토닌의 바탕이 되는 트립토판은 두부나 된장 등 콩으로 만든 제품 외에 쌀을 비롯한 곡물, 달걀, 치즈나 요구르트 등의 유제품에도 함유되어 있다. 이러한 식품으로부터 뇌의 신경 세포 안에서 세로토닌이 만들어진다.

일본의 전형적인 아침 식사인 낫토와 밥, 두부 된장국 등은 행복한 하루를 여는 데 유익한 메뉴인 셈이다.

그림 2   3대 행복 호르몬

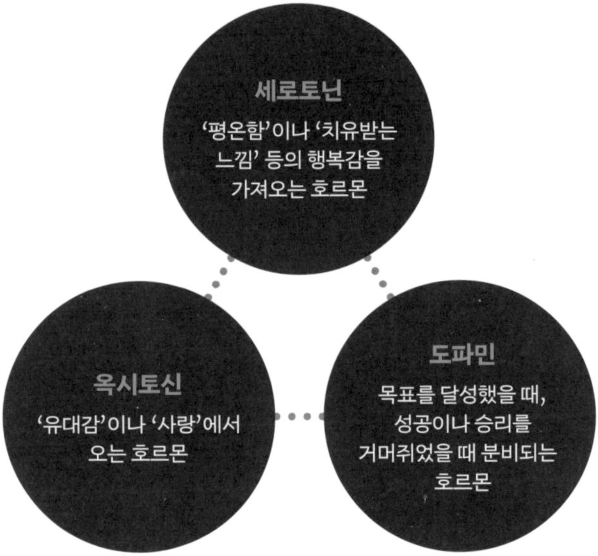

세로토닌
'평온함'이나 '치유받는 느낌' 등의 행복감을 가져오는 호르몬

옥시토신
'유대감'이나 '사랑'에서 오는 호르몬

도파민
목표를 달성했을 때, 성공이나 승리를 거머쥐었을 때 분비되는 호르몬

세로토닌을 분비시키려면 햇볕을 쬐어야 한다. 세로토닌은 스트레스, 수면 부족, 일조량 부족 등에 의해 금세 감소한다.

세로토닌이 부족하면 '쉽게 짜증이 남', '의욕이나 집중력 저하', '두통이나 현기증 등의 신체적 증상이 잦음', '좀처럼 잠에 들지 못함', '쉽게 침울해짐', '우울함' 등의 상태에 빠지는 경우도 있다.

스트레스로 인해 세로토닌이 부족해져서 교감 신경과 부교감 신경의 리듬이 흐트러지면 자율 신경의 균형이 무너져서 자율 신경 실조증_{자율 신경계의 조절이 제대로 이루어지지 않는 상태로, 심혈관, 호흡, 소화, 비뇨기 및 생식 기관의 기능에 모두 영향을 끼쳐서 무한증, 기립성 저혈압, 발기 부전, 배변 기능 이상, 동공 이상 등의 증상이 발생한다-옮긴이}에 걸리게 되기도 한다.

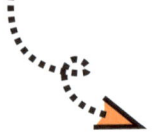

북유럽의 겨울을 우습게 보지 마라!? 명랑한 나여서 괜찮을 줄 알았는데…

유럽, 특히 북유럽에서는 겨울에 햇볕을 쬐는 시간이 감소함에 따른 세로토닌 부족 현상이 심각한 문제로 받아들여지고 있다. 그렇다 보니 모두 저마다 대책을 세운다.

나는 20대 무렵에 스웨덴에서 산 적이 있다. 그때 사람들은 입을 모아 나의 귀가 닳도록 말했다.

"북유럽의 겨울을 우습게 보지 마라. 인공 태양 조명등을 구입해라."

"크리스마스 트리를 사서 불을 밝혀라."

"태닝숍에 가라."

"주말에는 남부 스페인을 여행해라."

나는 사람들의 조언을 흘려들었다. '명랑하니까 괜찮겠지' 하고 아무런 대책도 세우지 않은 것이다. 그러다 맞이한 첫 번째 겨울에는 일조량 부족으로 엄청난 정신적 타격을 받았다.

해가 뜨는 시간은 오전 9시경이고, 오후 3시 전에 해가 진다. 태양이 떠오르기 전에 집을 나와, 사무실을 뒤로 할 무렵이면 해가 저물어 있으니 닷새 동안 태양을 보지 않는 일은 일상다반사였다.

겨울로 접어들고 약 한 달 만에 정신적인 변화를 느꼈다. 짜증은 나는데 의욕은 떨어지는, 전형적인 세로토닌 부족 증상이었다. 나는 허둥지둥 집 안에 인공 태양 조명등을 설치했다.

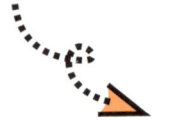

쉽게 발끈하고, 계속 화가 치미는 것은 세로토닌 부족 때문

내가 북유럽에서 체험했듯이, 세로토닌 부족으로 일어나는 전형적인 증상 중 하나가 쉽게 짜증이 나는 것이다.

이를테면 붐비는 지하철역의 플랫폼에서 처음 보는 사람과 어깨가 부딪쳤는데, 상대방이 아무런 말도 없이 그대로 사라져 버렸다고 가정해 보자. 그럴 때, 별생각이 안 드는 날이 있고 '바빴나 보다' 하고 상대방을 배려하는 날도 있고, 일단 짜증부터 나서 목적지에 도착한 뒤로도 여전히 짜증이 나는 날이 있을지도 모른다.

이 차이는 뇌 내 세로토닌의 양에서 비롯될 가능성이 있다. 세로토닌이 뇌 안에 충분히 저장되어 있으면 약간의 스트레스를 받더라도 곧바로 원래의 상태로 돌아올 수 있다.

예를 들어 조금 전의 사례로 말하자면 부딪친 순간은 조금 발끈하더라도 몇 초만 지나면 언제 그랬냐는 듯 돌아오게 되는 것이다. 하지만 세로토닌이 부족하면 화가 난 상태가 지속되기도 한다.

나는 입원 중에 외출도 제한되어 있었고 생활 리듬 역시 흐트러져 있어서, 누가 봐도 세로토닌 부족으로 보이는 증상이 빈번하게 발생하고 있었다.

어쩐지 '치밀어 오르는 화'를 제어할 수 없었다. 이른바 반항기의 10대 청소년처럼 울컥 치미는 분노가 빈발했다. 그렇다고는 하나 입원 중인 병원에서 길길이 날뛸 수도 없는 노릇이었다.

하염없이 스트레스만 쌓여가는 악순환이 이어졌다. 이 증상은 병원을 옮기고 발코니가 있는 병실에서 가능한 한 햇볕을 쬐도록 하자 치유되었다.

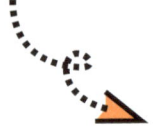

좁은 장소에서의 '와글와글 떠들썩'이 옥시토신을 분비한다

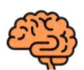

'유대'나 '사랑'에서 비롯되는 호르몬이 바로 옥시토신이다. 옥시토신은 사회와의 유대, 가족이나 마음을 터놓을 수 있는 상대, 혹은 애완동물 등과의 스킨십 외에 마사지를 이용한 피부의 촉감 자극을 통해서도 분비된다는 사실이 밝혀진 바 있다그래서 촉감이 보드라운 타월이 중요한 것이다!.

이러한 옥시토신은 애정 호르몬이라는 이름으로도 불린다. 옥시토신의 분비를 늘리기 위해 가장 좋은 방법은 사회와 관계를 맺는 것이다. 타인에 대한 배려가 옥시토신의 분비를 촉진시킨다.

봉사 활동으로 남을 돕는 행위 역시 옥시토신의 분비로 이어지게 된다. 흔히 남을 돕는 것이 자신을 돕는 일이라고 말하는데, 옥시토신의 작용을 보면 이는 사실인 듯하다.

옥시토신 작동성 신경은 뇌 안이나 척수에도 있는데, 시상 하부에서 합성된 옥시토신이 신경 전달 물질로서 작용한다. 이 옥시토신이 부족해지면 강한 고독감을 느끼거나 인간관계로 고통을 느끼기도 한다.

최근에 옥시토신은 '꿈의 비만 치료제'로서 연구가 진행되고 있는데, 식욕 억제나 지방 분해 등의 효용이 보고되고 있다. 옥시토신이 미주 신경이 작용하는 고속핵孤束核을 활성화시키면서, 결과적으로 섭식이 억제되는 것이다.

코로나 사태로 사람과의 관계가 소홀해졌을 때, 자꾸만 과식하는 현상이 발생하는 건 비단 나 혼자만은 아니리라. 옥시토신은 약간의 수다를 통해서도 분비된다. 나는 영국에서 학생 신분으로도, 사회인 신분으로도 거주한 적이 있는데, 그때 무척이나 좋아했던 습관이 '간단히 한잔'하는 영국의 펍 문화였다.

딱 한잔이니, 부정적인 푸념을 늘어놓을 일도 없다. 30분에서 1시간 정도 수다를 떤 뒤 자리를 파하는 경우가 대부분이다. 어깨와 어깨가 맞닿을 정도의 좁은 공간, 와글와글 떠들썩한 분위기에서 기분 좋게 수다를 떨면 옥시토신을 분비하는 신경이 작용하기 쉬워진다.

참고로 지나치게 심각한 화제를 이야기하면 대뇌가 필사적으로 일하기 시작하고, 한편으로 옥시토신을 분비하는 신경 회로는 일하지 않게 된다. 따라서 옥시토신의 분비를 촉진하고 싶다면, 가능한 한 심각한 이야기는 삼가는 편이 좋다.

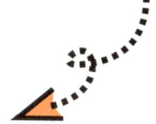

도파민을 정복하는 자는 행복감을 정복한다

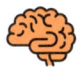

게임에서 이겼을 때, 목표를 달성했을 때, 성공이나 승리를 거머쥐었을 때 승리의 포즈를 취한 순간 분비되는 호르몬이 바로 도파민이다.

도파민은 유쾌함을 느끼는 원인인 뇌 내 보상계의 활성화에서 중심 역할을 맡고 있다. 또한 뇌 안에서 신경 전달 물질로서 작용하는 한편, 곳곳의 말초 신경계에서도 많은 기능을 담당하고 있다.

도파민은 운동 기능이나 인지 기능, 신경 내분비나 시각뿐 아니라 뇌의 각성이나 수면, 기억 학습, 동기 형성 등 다양한 행동을 좌우하는 데 매우 중요한 물질이다.

예를 들어 도파민 작동성 신경이 파괴되면서 발병하는 파킨슨병은 운동 기능과 인지 기능, 의욕 등에 지장을 준다는 사실이 밝혀져 있다. 파킨슨병 환자의 대부분은 도파민이 감소하기 때문에 우울감에 빠진다.

또한 우울증 환자의 뇌 활동 상태를 살펴보면 보상을 앞에 두고도 뇌의 활성 상태가 유지되지 않는다는 사실이 밝혀진 바 있다. '갖고 싶다'라거나 '손에 넣고 싶다'라는 강한 마음이 솟아나지 않아 욕망이나 의욕을 잃게 되는 것이다.

도파민은 수많은 호르몬 중에서 가장 다루기 버거운 호르몬으로 통한다. 이는 도파민 보상 회로와 밀접한 관계가 있기 때문이다. 어떤 행동으로 도파민이 분비되어 쾌감을 느끼면 뇌는 이를 학습해 또다시 그 행동을 하고 싶어진다. 이처럼 도파민은 뇌에 더없는 쾌감을 가져다주는 보상이다.

그리고 더욱 강한 쾌락을 얻고자 노력하게 된다. 도파민은 자신의 실력을 모두 발휘해야 간신히 넘을 수 있는 허들이 있을 때 가장 양질의 호르몬이 분비된다. 그 허들이란 타인에게 부여받은 것이 아니라, 스스로 도전하고 싶다는 느낌이어야 한다는 사실이 중요하다.

학원의 분반 제도나 기업의 승진 제도 역시 이 구조를 교묘하게 이용해서 만들어진 경우가 많다. 제대로 이용하면 충실감을 얻으면서 매사 효과적으로 진행할 수 있다.

도파민이 대량으로 분비되면 갖고 싶어진 것을 무슨 일이 있어도 손에 넣어야만 직성이 풀린다. 도파민의 작용으로 모든 주의력은 그곳으로 쏠리게 되고, 그것을 손에 넣기 위한 반복적인 행동 외에 다른 생각은 하지 못하게 된다.

이 특성을 요령껏 다루면 '목표를 달성하고자 하는 의욕'으로 작용해 성장으로 이어진다. 하지만 제대로 다루지 못하면 '의존'에 빠지게 된다.

이러한 도파민의 특성은 고대부터 갖춰져 있던 인류의 생존 본능과 매한가지라고 생각한다. 그 덕분에 먹을 것을 구하여 아사를 막아낼 수 있었고, 배우자를 손에 넣으려는 노력을 게을리하지 않아 대를 이을 수 있었던 것이다.

또한 진화를 거치며 사람이 고도의 사회를 구축할 수 있었던 것 역시 더욱 강한 쾌락과 행복을 손에 넣기 위한 활동을 되풀이해 왔기 때문이다.

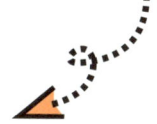

호스트 클럽에 빠지는 이유는 도파민 중독일지도

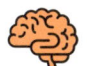

도파민의 특성을 일이나 공부와 같이 자신에게 도움이 되는 방향으로 이용하면 이는 바람직하다. 하지만 때로는 그 쾌락을 다시 맛보고 싶다는 욕구에 무릎을 꿇고 의존증에 빠져버리는 경우가 있다.

도파민은 음주, 도박, 약물, 쇼핑, 게임, 휴대폰 등의 의존증과 큰 관련이 있다. 예를 들면 파친코 의존증이 있다. 파친코Pachinko는 한 방의 성공으로 많은 보상을 획득하게끔 설계되어 있다.

여기서 큰 보상을 얻으면 도파민이 대량으로 분비되면서 쾌락을 느끼게 된다. 그러면 뇌는 이 쾌락을 계속 맛보고 싶다고 생각하게 되고, 날마다 파친코를 하고 싶어지는 것이다.

최근 일본에서 '호스트 클럽 의존증'이 화제다. 유럽에 거주하는 친구로부터 일본 사람들이 호스트 클럽에 다니는 심리에 대해 질문받은 적이 있다. 유럽에는 호스트 클럽과 비슷한 업소가 없어서 음료에 수만 엔또는 수십만 엔, 수백만 엔까지을 들이는 심리를 이해하지 못하겠단다.

색정 영업상대방이 느끼는 연애 감정 등을 이용해 자신의 말에 따르지 않으면 관계를 끊겠다는 식으로 금전을 요구하는 영업 방식을 가리키는 일본의 신조어-옮긴이 등은 여러 요인이 복잡하게 얽힌 문제인데, 그중 하나로 도파민 중독이 있다.

호스트 클럽에 거금을 쏟는 사람은 학대 등의 문제를 겪었던 사람이 많다고 한다. 그로 인해 행복 호르몬의 기반이 되는 세로토닌, 옥시토신이 부족할 가능성이 높다. 따라서 호스트 클럽의 시끌벅적한 분위기 속에서 분비되는 도파민에 의존하게 되는 것이 아닐까, 하고 추측할 수 있다.

도파민의 특성을 이용하는 것은 호스트 클럽뿐만이 아니다. 도파민의 보상계 회로는 다양한 분야에서 활용되고 있다. 의존성을 갖게 하면 금전이 움직이니 당연하다면 당연한 이야기다.

예를 들면 슈퍼마켓에서도 고객의 도파민 효과가 극대화되는 상황을 고려해 상품을 진열하고 있다. '원 플러스 원'이나 '폐점 세일', '한정 수량'과 같은 딱지가 그 사례. 더불어 시끌벅적한 타임 세일 역시 도파민의 대량 분비를 불러온다.

그 외에 인터넷이나 기타 소셜 미디어 서비스, 그리고 게임 역시 인간의 보상계 회로에 파고들어 의도적으로 플레이어를 도파민의 노예로 만들어서 돈을 뜯어내는 구조를 이루고 있다. 모 연구에 따르면 비디오 게임을 계속하다 보면 암페타민을 사용했을 때와 동일한 정도의 도파민이 증가한다는 사실이 밝혀진 바 있다.

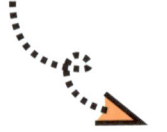

도파민의 노예가 되겠는가? 목표를 달성하기 위한 도구로 삼겠는가?

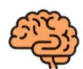

지금 이 세상에서 도파민의 트릭에서 벗어나기란 거의 불가능하다. 다만 '자기 자신이 얼마나 도파민에 의존하고 있으며, 어떨 때 도파민이 분비되는가'를 생각해 보아야 한다.

일을 포함해서 목표를 세우고 그 목표를 달성해 나가는 것에 기쁨을 느끼는 사람이 많다. 그러한 사람은 목표가 달성되었을 때의 쾌감을 즐기기 때문에 포기할 줄을 모른다. 이는 커다란 장점이다.

다만 이런 점이 나쁜 방향으로 작용해, 주변으로부터 받는 칭찬이나 평가를 통한 도파민에 의존하지 않게끔 주의를 기울일 필요가 있다.

   나 역시 입원했을 때는 도파민 부족에 대책을 세우느라 고생이 많았다. 오랫동안 입원하다 보면 목표를 잃거나 도파민 부족에 빠지기 십상이다.

   의료진의 말에 따르면 식사 거르지 않기, 재활 훈련으로 10미터 걷기 등의 목표를 환자와 공유하면서 대책을 마련하기도 한다고 한다. 이론적으로는 작은 목표를 설정해 도파민을 분비시키는 것이 중요하다는 사실을 알지만, 쉬운 일은 아니다.

   나는 입원 당시에 목표를 잃어버린 상태였고, 게임 따위로 기분 전환을 할 마음도 없었기에 우선은 제어하기 쉬운 세로토닌과 옥시토신을 분비시키는 데 집중했다.

   그리고 퇴원할 날이 가까워질 무렵에 목표를 설정해 나가면서 도파민 부족에 대책을 세워나갔다. 3장에서 설명할 '씨 뿌리기'도 그중 한 예다.

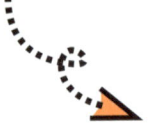

스트레스나 긴장에 의해 방출되는 코르티솔의 역할

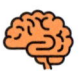

어떻게 해야 '건강한 뇌의 기반'을 다져나갈 수 있을지 이야기해 보도록 하겠다.

스트레스가 몸에 나쁘다는 말을 으레 듣곤 한다. 하지만 이 사실을 진지하게 생각해 본 적이 있는가. 스트레스가 기억력의 저하나 공황 발작 유발 등 다양한 문제에 원인으로 작용한다는 사실이 과학적으로 입증되었다.

여기서 열쇠가 되는 물질이 '코르티솔'이라는 호르몬이다. 스트레스가 발생하면 시상 하부가 부신 피질 자극 호르몬 방출 호르몬CRH을 분비하여

하수체를 자극한다. 그러면 하수체가 부신 피질 자극 호르몬을 분비해서 부신을 자극한다.

그로 인해 부신은 코르티솔이라는 스트레스 호르몬을 방출하게 된다. 이 코르티솔의 혈중 농도가 높아지면 뇌와 몸 모두 경계 태세에 돌입한다. 심박수가 증가하는 등 신체의 변화가 일어난다. 뇌는 의식을 집중시키고, 약간의 변화에도 민감해진다.

발표하거나 무대에 설 때와 같이 긴장되는 상황에서는 코르티솔의 수치가 10~20분 사이에 2~3배까지 증가한다는 사실이 밝혀진 바 있다. 이러한 코르티솔에는 다양한 역할이 있다.

- **스트레스를 느끼면 교감 신경을 자극해 몸의 긴장 상태를 유지시킨다.**
- **간에서 당을 만들어 낸다.**
- **지방을 분해하여 대사를 촉진시킨다.**
- **면역 억제 작용, 항염증 작용이 일어난다.**
- **근육에서 단백질을 대사한다.**

코르티솔이 가장 많이 분비되는 시간대는 아침이라고 한다. 그리고 밤에는 줄어들어서 신체의 활동 리듬을 정돈해 준다.

그런데 지나친 스트레스를 받아 활동 리듬이 흐트러지면 코르티솔의 분비가 만성적으로 늘어나는 경우가 있다. 그러면 불면증이나 우울증과 같은 심리적 부전이나 생활 습관병을 비롯한 스트레스 관련 질환, 면역력 저하 등으로 이어지는 경우가 많다는 사실이 알려져 있다.

많은 사람이 스트레스를 받아서 피곤해도 잠을 이루지 못하는 경험을 한 적이 있을 것 같다. 이러한 상태를 막기 위해 인체에는 흥분이나 공황 발작을 막는 브레이크가 갖춰져 있다. 그것이 바로 해마와 전두엽이다.

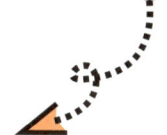

만성 스트레스에 노출된 사람의 해마는 작다

해마는 일반적으로 기억 중추라고 불린다. 동시에 해마는 스트레스에 대한 반응을 억제하는 역할도 수행하고 있다. 감정의 폭주를 막아주는 브레이크의 기능을 하는 것이다.

하지만 이러한 해마는 만성적으로 고농도의 코르티솔에 노출될 경우 위축된다는 사실이 알려진 바 있다. 오랫동안 스트레스에 노출된 사람의 뇌를 살펴보면 해마가 쪼그라들어 있음을 확인할 수 있다. 장기간의 스트레스가 좋지 않다는 사실은 일반적으로도 알려져 있다. 이에 대해 만성적인 스트레스가 코르티솔의 농도를 높게 유지시킴에 따라 해마가 점점 위축된다는 사실이 과학적으로도 입증되어 있다.

코르티솔 농도를 높이지 않으려면 첫째로 스트레스의 근본적인 원인을 제거하거나, 둘째로 스트레스를 받더라도 코르티솔 농도가 쉽사리 높아지지 않게끔 하는, 이 두 가지 체계를 마련하는 것이 중요하다.

코르티솔의 농도가 쉽게 높아지지 않도록 하는 체계에 관해서는 2장에서 설명하도록 하겠다.

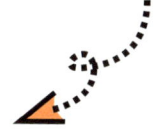

40대부터 시작되는 전두엽 위축이 '폭주 노인'을 만든다

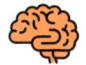

다음으로 전두엽에 대해 살펴보려 한다. 전두엽은 '생각하기', '기억하기', '감정을 제어하기', '상황을 판단하고 임기응변으로 대응하기' 등 인간에게 지극히 중요한 활동을 담당하고 있다.

전두엽이 뇌의 사령탑이라고 불리는 까닭이다. 이러한 전두엽이 위축되어 사고나 판단을 제어하지 못하게 되면 원하는 일이 뜻대로 흘러가지 않아 결과적으로 불만이나 분노, 의욕 저하로 이어질 가능성이 있다.

스트레스를 느낄 때 전두엽은 감정이 폭주하지

않게끔, 또한 이성을 잃어버리지 않게끔 작동한다. 하지만 전두엽은 스트레스나 노화로 위축된다. 노화에 따른 위축은 40대부터 시작된다.

'폭주 노인'감정이 폭발해서 범죄를 저지르는 노인들을 뜻하는 일본의 신조어로, 2000년대 중반에 일본 사회 내 노인 범죄가 폭증하면서 만들어졌다-옮긴이이라는 말도 있듯이, 이 기능이 저하되면 감정의 제어, 특히 분노의 감정에 제동이 잘 걸리지 않게 된다.

가뜩이나 노화로 위축되는 전두엽은 스트레스에 의해 한층 더 위축되고 만다는 뜻이다.

그림 3 　**스트레스에 의해 타격을 입기 쉬운 해마와 전두엽**

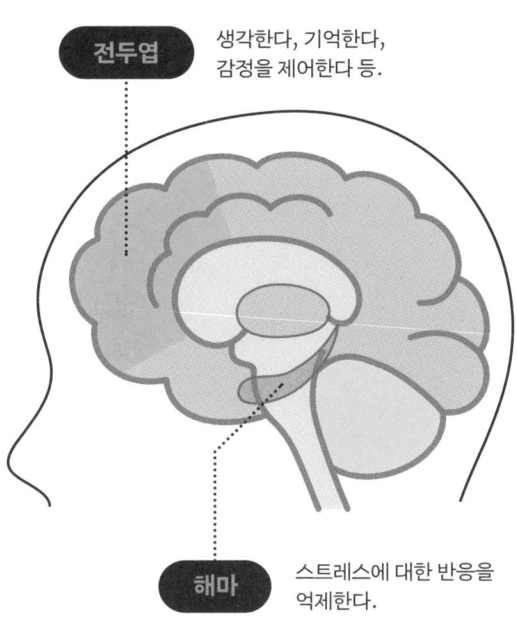

전두엽 — 생각한다, 기억한다, 감정을 제어한다 등.

해마 — 스트레스에 대한 반응을 억제한다.

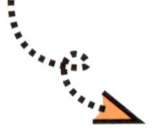

뇌의 컨디션을 저하시키는 '심리적 스트레스'와 '물리적 스트레스'

지금까지 스트레스를 받으면 뇌가 어떤 상태에 빠지는지에 대해 이야기해 보았다. 스트레스는 어떻게 해소해야 좋을까, 그 점이 궁금할 것 같다. 그 전에 스트레스가 무엇인지에 대해 이야기해 보자.

'스트레스'라 하면 대개 무엇을 떠올릴까. '상대에 따라 이랬다저랬다 하는 거래처 사람', '말을 안 듣는 아이'와 같은 것들이 스트레스로 떠오르지는 않는가. 이러한 스트레스를 '심리적 스트레스'로 분류한다.

그리고 소음, 밀집, 고온이나 저온, 수면 부족 등

을 '물리적 스트레스'로 분류한다. 물론 이 모든 게 스트레스로서 뇌의 컨디션을 저하시킨다.

우선은 심리적 스트레스에 대해 살펴보겠다.

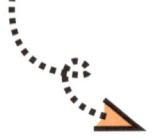

기업 환경의 개선은 스트레스와는 무관한가?

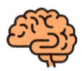

업무 환경 개혁으로 직원들의 웰빙과 생산성 향상을 위해 기업 환경의 개선이 빠르게 진행되고 있다. 이로 인해 각 기업에서는 정신 건강의 지원이나 유연한 근무 체계가 도입되고 있다.

하지만 2023년도에 일본에서 정신 장애를 일으킨 사람 중, 노동 재해로 인정받은 건수는 883건을 넘어서며 역대 최대치를 기록한 바 있다. 기업의 환경이 개선되어도, 모두가 행복한 것은 아닌 듯하다.

산업의에게 이야기를 들어보면 회사의 규모나 지역과 무관하게 최근 3년 동안 정신 건강에 관한 상담 수가 기하급수적으로 늘었다고 한다. 특히 늘어난 연령대는 30~40대 상담자였다.

긴 노동 시간, 부족한 유급 휴가 등의 '과중한 업무'나 '중간 관리직으로서의 딜레마' 역시 스트레스로 작용한다. 그뿐 아니라 '희박해지는 인간관계', 무엇보다 '자신의 가치관과 노동 사이의 격차' 역시 스트레스의 원인으로 많이 언급되고 있다.

어떤 산업의는 '직장 내 가벼운 인간관계에 관한 상담이 늘었다'라고 말했다. 코로나 사태가 벌어지기 전에는 인간관계에 관한 상담은 일을 마친 후 회식 자리나 점심시간에 동료와 나누곤 했다.

그런데 코로나 사태로 직장 내 인간관계가 소원해지면서, 상담할 수 있는 사람이나 기회가 줄어들었다. 또한 코로나 사태를 통해 가치관이 변화하면서 자신의 가치관과 노동 사이의 격차에 대해 고민하는 사람도 많아진 듯하다.

3장에서 이야기하겠지만 의의나 목적의식의 상실은 커다란 심리적 스트레스를 낳는다.

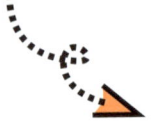

대기 오염이나 소음은 나도 모르는 사이에 뇌에 영향을 끼친다!

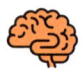

'물리적 스트레스'에 대해서도 살펴보자. 물리적 스트레스의 무서운 점은 자신이 스트레스라고 인지하지 않는 아주 적은 양이라 한들 나도 모르는 사이에 스트레스로서 축적되어 뇌의 컨디션을 저하시킨다는 점이다.

우선은 물리적 스트레스인 대기 오염에 대해 살펴보도록 하겠다. 배기가스에 포함된 물질이 심혈관이나 허파에 악영향을 끼쳐 우리의 수명을 단축시킨다는 사실은 꽤 오래전부터 과학적으로 입증된 바 있다.

지금까지 과학자들은 배기가스가 허파에 입히는 피해만을 중시해 왔다. 그런데 2008년에 미국 몬태나대학University of Montana의 칼데론 가르시듀나스Calderon Garciduenas 박사가 멕시코시티의 대기 오염을 조사한 결과, 들개의 뇌에서 기분 나쁜 병변이 발견되었다.

이 발견을 시작으로 대기 오염이 뇌에 끼치는 영향이 활발하게 논의되기 시작했다. 다른 여러 연구에 따르면 배기가스가 많은 고속도로 근처에 살면 자폐증이나 뇌졸중의 위험성이 높아지고, 노화에 따라 인지 기능이 쇠퇴하기 쉽다는 결과도 보고되고 있다.

이어서 소음에 의한 스트레스다. 인간이 만들어 내는 소음의 양은 30년마다 배로 증가하고 있는데, 이는 인구가 증가하는 속도보다 빠르다.

미국 코넬대학Cornell University의 개리 에반스Gary Evans가 1998년에 발표한 논문이 있다. 뮌헨 국제

공항이 개설되기 전후 2년 동안 인근에 거주하는 아이를 대상으로 한 조사다. 이 조사는 개항 이후로 스트레스 호르몬인 아드레날린과 노르아드레날린의 수치를 정기적으로 계측한 것이었다.

그 결과, 공항 인근에 거주하는 아이의 수치는 조용한 지역에 거주하는 아이보다 2배 가까이 높다는 사실이 밝혀졌다.

2005년, 영국의 의학지인 『란셋The Lancet』에 게재된 논문으로도 밝혀진 사실이 있다. 영국, 스페인, 네덜란드에 있는 주요 공항의 인근 초등학교에 다니는 수천 명의 아이들이 소음으로 인해 독해력과 기억력, 행동에 악영향을 받았다는 내용이다.

소음이 5데시벨 상승하자 독해력은 2개월분이나 뒤처졌다. 이처럼 고속도로나 비행기 소음처럼 무해하게 여겨지던 요인, 평소 신경 쓰지 않던 요인이라 해도 뇌에 영향을 미친다는 사실을 알 수 있다. 이에 대한 두려움을 이해하고 적절한 대책을 취하는 것이 중요하다.

참고로 스위스에서는 점심시간이나 저녁 이후, 그리고 주말에 청소기를 돌리면 예의가 없는 행동으로 본다.

처음에 이 이야기를 들었을 때는 '풀타임으로 일하는 나는 언제 청소기를 돌리라는 건데?' 싶어서 당혹스러웠다. 당황하는 내게 스위스인 친구가 황당해하며 말했다.

"뭐? 그러면 너는 주말에 청소기를 돌려서 타인의 편안한 시간을 침해해도 괜찮다고 생각해?"

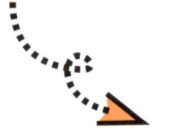

그 '스트레스 해소법', 흥분될 뿐이지 만족감은 없다

스트레스를 느끼면 뇌는 단기적으로 기분이 좋아지는 일을 하고 싶어진다. 여기서 알아야 할 것이 바로 '흥분'과 '만족감'의 차이다. 단기적으로 기분이 좋아지는 일이라면 도파민의 대량 분비를 촉진해 '흥분'을 가져오는 것이 많다.

예를 들어 알코올 의존증인 사람은 가족과의 다툼 등으로 스트레스를 받으면 뇌가 도파민 신경 세포의 흥분을 높여서 맹렬하게 알코올을 찾게 된다. 스트레스로 인해 도파민 신경 세포가 흥분한 상태에서는 모든 유혹이 너무나도 매력적으로 다가온다는 뜻이다.

대개 스트레스를 받으면 쇼핑으로 우울함을 떨치거나, 단 음식을 잔뜩 먹거나, 밤새 게임을 해서 스트레스를 풀려고 한다. 하지만 이것들은 '흥분'은 가져와도 '만족감'은 가져오지 못하는 경우가 많다.

즉 뇌과학적으로 좋은 스트레스 해소법이라고 볼 수 없다. 이는 그저 도파민 신경 세포의 흥분에 따라 본능적으로 행동하는 것뿐이다.

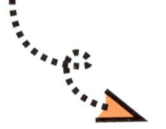

과학적으로 입증된 스트레스 해소법이란?

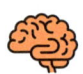

쇼핑이나 폭식, 게임이 스트레스 조절에 적절하지 않다면 대체 어떤 스트레스 해소법이 좋은 걸까.

미국 심리학회는 효과적인 스트레스 해소법으로 '산책하기', '운동하기', '독서하기', '음악 듣기', '가족이나 친구와 시간 보내기', '명상하기', '그림 그리기나 감상 등 창의적인 취미로 시간 보내기' 등을 꼽고 있다.

산업의에게도 물어보았다. 번아웃 증후군이나 그 전 단계의 증상을 보이는 사람 중에서 아직 본격적인 치료는 필요하지 않다고 생각되는 이들에게는 다음의 활동을 권하는 경우가 많다고 한다.

- 해가 떠 있는 동안 산책
- 잠들기 전에 침대 위에서 스트레칭
- 편안한 기분으로 목욕

이러한 시도는 일상생활에서 시도하기 쉬우면서 무척 효과적이다. 세로토닌을 비롯한 치유 호르몬이나 옥시토신 등 기분을 편안하게 해주는 호르몬을 활성화시키는 것이다.

그러면 뇌의 스트레스 반응을 차단해 몸 안의 스트레스 호르몬을 줄이고 치유 반응이나 릴렉세이션Relaxation 반응을 일으킨다.

반대로 효과가 낮은 스트레스 해소법으로는 앞서 언급한 도파민을 분비시켜 흥분을 초래하는 음주, 도박, 담배, 폭식, 게임 등을 꼽을 수 있다. 효과적인 스트레스 해소법이란 도파민을 분비시켜서 보수를 기대하게 만드는 행위가 아니라는 뜻이다.

세로토닌이나 옥시토신을 작용케 하는 스트레스 해소법을 시도하면 도파민이 분비될 때와 같은 흥분이 느껴지지는 않는다. 따라서 시도하는 본인은 당장 그 효과를 체감하지 못하는 경우가 많다. 하지만 계속 이어가다 보면 그로 인한 변화를 깨닫게 된다.

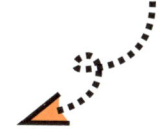

하루 2시간 이상 5시간 미만의 '나만의 시간'으로 스트레스를 회피하기

행복도를 따질 때 떼어놓을 수 없는 것이 '나만의 시간'이 아닐까. 나만의 시간이 부족하면 자신을 위해 시간을 할애할 수 없다는 사실에 짜증이 나고 만다.

반대로 휴가를 넉넉하게 받으면 처음에는 시간이 많다는 사실에 가슴이 두근거리지만 휴가가 끝날 때쯤이면 조금 지루해지기 시작한다. 당신도 분명 경험이 있으리라.

과학적으로 알맞은 나만의 시간은 이미 입증되었다. 나만의 시간이 하루에 2시간 이내일 경우에 스트레스를 초래한다. 그리고 나만의 시간이 하루에 5시간을 넘으면 인생에 대한 목적의식을 갖기 어려워서 행복도가 떨어진다고 한다.

나만의 시간이란 '자신이 조절할 수 있으며 자신이 원하는 일을 하는 시간'이라 인식하는 것이 중요하다. 이런 나만의 시간으로 몇 시간이 가장 적절할지를 생각해 본 후, 자신의 생활에 편입시켜서 스트레스를 관리해 나가는 것이 중요하다.

시간표를 만들면 자주적인 시간으로 변한다

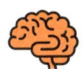

내가 오랫동안 입원해 있을 때, 치료 시간은 모두 합치더라도 하루에 겨우 2시간 정도였다. 나머지 시간에는 그저 병원에 누워 있었다.

처음 1주일 동안은 오랜만에 겪어보는 '아무것도 할 필요가 없는 시간'에 가슴이 두근거려서 잔뜩 쌓여 있던 드라마를 시청하기도 했다.

하지만 2주가 넘어가자 차츰 질리기 시작했고, 남는 시간은 '병원에 묶여 있는 시간'으로 변하기 시작했다.

그러던 어느 날, 병동의 간호사로부터 "한동안 못 돌아가실 텐데, 시간표를 만들어서 프랑스어라도 배워보시는 게 어때요?"라는 말을 들었다. 나는 세로토닌이 부족한 상태였고, 그 말을 들었을 때 '누군 좋아서 병원에 있는 줄 아나' 하고 짜증이 치밀었다.

하지만 듣고 보니 맞는 말이었다. 굳이 프랑스어 공부가 아니더라도 '시간표를 만든다'는 말에는 일리가 있다. 이를 통해 '병원에 묶여 있는 시간'이 '자주적으로 뭔가를 하는 시간'으로 바뀌게 된다.

퇴원하고 일상생활로 돌아간 뒤, 하루에 2~3시간은 나를 위해 쓰려고 하고 있다. 그리고 가급적이면 세로토닌이나 옥시토신의 분비를 촉진시키는 활동을 하고 있다. 체육관에 나가거나, 산책하거나, 친구와 만나는 식으로. 또한 8시간의 수면 시간, 최소한의 가사 등에 소요되는 시간, 가족과 함께하는 데 시간을 썼다.

여기서 업무 시간을 빼면 사실 빈둥댈 시간은 그리 많지 않은 셈이다.

오늘도 뇌가
버벅거립니다

2장

뇌의 파괴를 막아라! 업그레이드된 뇌를 만드는 '운동'과 '행동'

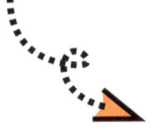

아무것도 하지 않으면 30대부터 뇌는 쇠퇴한다

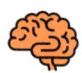

'업그레이드된 내가 되어 업무 복귀.' 프롤로그에서 밝혔듯이 이것이 수술 이후의 내 목표였다. 1장에서도 밝혔지만 스트레스를 털어내고 뇌의 컨디션을 정돈해 가는 과정에서 점점 본래의 상태로 되돌아간다는 느낌은 받았다.

그럼에도 여전히 '업그레이드'는 이루어지지 않고 있었다. 그래서 다음으로 내가 시도한 것은 뇌의 파괴를 멈추고 업그레이드하는 것이었다. 이번 2장에서는 어떻게 업그레이드해 나갔는지, 그 방법을 이야기하겠다.

우선은 업무 능률과 뇌에 관해 이야기해 보겠다. 뇌는 평생에 걸쳐서 계속 위축된다. 뇌의 크기가 정점에 달하는 나이는 25~30세다. 아무런 대책도 취하지 않을 경우, 이후로는 나이를 먹으면서 서서히 작아지기 시작한다.

뇌세포는 평생 꾸준히 만들어지지만, 그보다 빠른 속도로 사멸하고 있다. 구체적으로는 하루에 약 10만 개의 세포가 사라지고 있으며, 1년 내내 24시간 끊임없이 사멸해 간다.

뇌는 매년 0.5~1%씩 쪼그라든다고 한다. 그런 뇌의 구조를 생각하면 사회인으로서 업무적으로 성공을 거두더라도 아무런 대책을 취하지 않을 경우, 뇌 기능은 30대 후반~50대에 정점을 찍고 그 이후로는 떨어지게 된다고 한다.

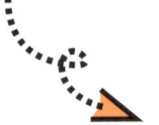

일의 능률 상한선은 20년 뒤에 찾아온다

직업마다 요구되는 능력이 다르므로 능률의 상한은 저마다 다르지만, 평균적으로 일을 시작하고 20년 뒤에 찾아온다고 한다.

의학 분야는 45세라고 한다. 판단의 순발력, 장시간의 수술에 버틸 수 있는 뇌의 스태미나, 복잡한 상황 판단력, 새로운 것을 배우는 호기심 등 의사에게 필요한 능력을 생각하면 45세 정도의 나이가 능률의 상한선일 것이라는 말이 이해가 된다.

65세 이상의 의사와 51세 이하의 의사를 비교했을 때, 의료 사고를 내는 경우는 고령자 집단이 청년 집단보다 50%가 많다는 실험 결과도 있다.

참고로 다른 직업에서 능률의 상한선은 수학이나 물리 관련이 40세 전, 금융 분야의 경우는 30대 후반이라고 한다.

노화에 따른 뇌 기능의 저하에 관해서는 아서 C. 브룩스Arthur C. Brooks가 지은 『인생의 오후를 즐기는 최소한의 지혜From Strength to Strength』에 자세히 나와 있으며 다른 직업의 상한 연령도 소개되어 있다. 물론 이는 '아무런 대책도 세우지 않는다면'이라는 전제하다.

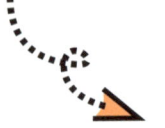

몇 살을 먹든 뇌의 능률이 떨어지지 않는 '뇌의 가소성'이란?

'나이를 먹으면 뇌는 쪼그라든다.' 그리고 '커리어의 상한은 30대 후반~50대.' 이 말을 듣고 '뭐야? 그럼 이미 늦은 거 아냐?'라고 생각한 사람도 많지 않을까.

하지만 노화에 의해 뇌 기능이 쇠퇴한다고 해도 이는 평균치에 불과하다. 70세 이상이면서 20대나 30대에 필적하는 뇌 기능을 가진 사람도 있다.

그 열쇠가 바로 뇌의 가소성_{뇌의 구조나 기능이 학습, 기억 등 다양한 경험을 통해 변화할 수 있는 능력-옮긴이}이다. 뇌는 가소성이라 불리는 유연함을 갖고 있으며, 위협이나 과제에 도전하기 위해 구조적 혹은 생리적으로 변화한다.

뇌의 신경 세포는 한번 죽어버리면 유감스럽게도 두 번 다시 원래대로 돌아오지 못한다. 그 신경 세포의 작용에 따른 뇌 기능 역시 잃어버리게 된다. 하지만 학습이나 경험을 통해 신경 세포의 시냅스 결합의 강도를 변화시켜서 새로운 신경 회로를 만들기는 가능하다.

이를테면 뇌경색으로 손가락을 움직이는 신경 세포가 사망하더라도 훈련을 거치면 통상적으로 '손목'을 움직이는 지령을 내리던 신경 세포가 '손가락'을 움직이는 지령을 내릴 수 있게 된다. 이로써 다시금 손가락을 움직일 수 있게 되는 것이다.

이 가소성은 재활 훈련에서도 중요하지만 뇌의 좋은 컨디션을 유지하는 데도 열쇠로 작용한다.

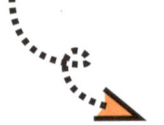

'미셸 맥의 사례'에서 알 수 있는 뇌의 특성

뇌의 신경 가소성이 잘 드러난 '미셸 맥의 사례'가 있다. 이는 의학부에서 자주 배우는 유명한 사례로, 미국에 거주하는 한 여성의 이야기다.

미셸은 1973년 11월에 버지니아주에서 태어났다. 미셸이 태어나고 불과 1주일 뒤에 양친은 이변을 알아차렸다. 미셸은 사물에 시선을 고정하지 못했으며 몸동작도 부자연스러운 데다 특히 오른쪽 발목을 움직이는 데 지장이 있었다.

1977년에 미셸은 CT 검사를 받았다. 그 결과, 의사들은 미셸의 뇌 좌반구가 심각하게 손상되어 있다는 사실을 발견했다. 즉 미셸은 태어났을 때부터 오른쪽의 뇌만으로 살아온 것이다.

태어나기 전에 발생한 혈류 장애로 인해 왼쪽 뇌에 혈액이 돌지 않았던 것이 원인으로, 왼쪽 뇌가 아무런 기능을 하지 않았다.

일반적으로 좌뇌는 분석이나 이론을 관장하는 수학적·언어학적 중추라고 한다. 한편 우뇌는 창의적인 분야를 관장하는 부분으로 여겨진다. 따라서 유년기의 미셸은 언어 장애가 있는 데다 좌뇌가 관장하는 오른쪽 손발의 움직임에 지장이 생긴 상태였다.

하지만 미셸은 의사들이 예상조차 하지 못했던 속도로 잃어버린 능력을 멋지게 발달시켰다. 걷기, 말하기, 읽기 모두 아무렇지 않게 할 수 있게 되었다. 이후로 미셸은 지극히 일반적인 삶을 보내며 일도 하게 되었다고 한다.

언어 영역이 결여되었음에도 불구하고 일반인

과 다름없이 적절한 언어를 선별할 수 있으며, 완전하지는 않을지언정 오른쪽 손발 역시 문제없이 기능하고 있다.

미셸의 우뇌는 본래대로라면 좌뇌가 수행했어야 할 수많은 작업을 할 수 있게끔 발달한 것이다. 뇌의 신경 가소성은 어린 시절만큼 유연하지는 않아도 그 특성이 사라지지는 않으며, 성인이 되어서도, 고령이 되어서도 여전히 그 능력은 존재한다.

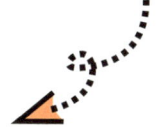

젊은 시니어 '슈퍼에이저'의 비결은?

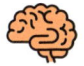

평균 수명이 길어지는 가운데, 나이를 먹었음에도 젊은 뇌를 보유한 사람에게는 어떠한 특징이 있을까. 여기에 관해서는 여러 연구가 진행되고 있다. 그리고 이는 뇌의 신경 가소성과 연관이 있다.

예를 들어 미국 매사추세츠 종합병원의 신경내과에서 실시한 '슈퍼에이저 Super-ager' 연구가 있다. 슈퍼에이저란, 80세 이상의 고령자 중에서도 동세대와 비교하면 압도적으로 높은 인지 능력을 보유한 사람을 가리킨다.

이 연구에서 꼽는 젊음의 비결 중 하나로 '뇌에

새로운 자극을 지속적으로 가할 것'이 있다.

    새로운 자극을 계속해서 뇌에 가한다. 이는 구체적으로 말하자면 인지 기능을 자극하는 것을 말한다. 지금까지 해본 적이 없는, 생각하는 힘이 시도되는 일을 가리킨다.

    이를테면 '악기 배우기', '외국어 공부하기', '춤출 때 새로운 동작 배우기', '카드 게임 하기', '새로운 요리 만들기' 등 지금까지 경험한 적이 없는 정신적·신체적 기술이라면 무엇이든 상관없다. 인지 기능을 자극하는 활동으로 신경 가소성이 높아지고, 뇌의 신경 회로망인 시냅스가 늘어나 우뇌와 좌뇌의 정보 교환이 활발해지면서 뇌의 노화 속도가 느려지는 것이다.

    특히 심리학적으로 '복합적 개입'이라 불리는, 복수의 뇌 활동을 통합하는 경험이 효과적이라고 한다. 이는 주의력, 판단력, 기억력, 공간 지각 능력 등을 동시에 사용하는 활동을 말한다. 즉, 하나의 일을 하기보다 여러 요소가 얽혀 있는 '새로운 일'을 하는 편이 뇌에는 바람직하다는 뜻이다.

움직임이 복잡하면서 숙달되기까지 노력이 필요한 일을 실시하면 뇌에 새로운 백질이 만들어지고 회백질의 부피가 늘어나게 된다 그림4. 이를 통해 결정력, 기억력, 사고력, 집중력, 논리력 등이 단련된다.

뇌를 자극하는 활동을 그만두면 인지 저하가 가속된다. 이는 주변의 '정년 후에 할 일이 없어지니 치매가 시작되더라…'와 같은 사례를 통해서도 알 수 있다.

그림 4 움직임이 복잡한 '새로운 일'이 회백질과 백질을 늘린다

회백질 바깥층으로, 대뇌피질이라고도 불린다.
정보의 선별이나 기록을 보관한다.

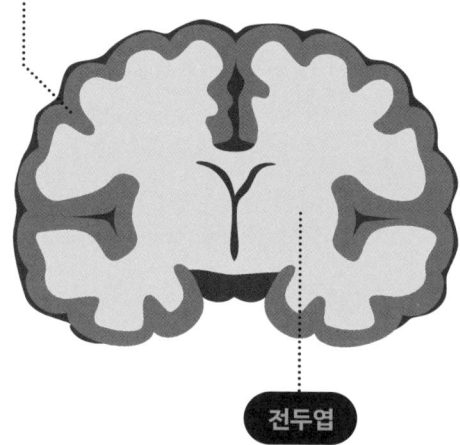

전두엽

회백질 안쪽에 있다. 신경 세포에서 뻗어 나온
축삭이라는 긴 섬유가 모여서 이루어져 있다.
신경 세포는 이 축삭을 사용해 정보를 전달한다.

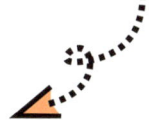

머리가 좋은 사람은 저글링을 한다?

모 연구에 따르면 주의력, 공간 지각 능력 등 복수의 능력을 동시에 필요로 하는 '복합적 개입'인 저글링이 특히 효과적이라고 한다.

유명한 저글러인 피터 프랭클Peter Frankl은 수학자로서 산수 올림픽 위원회 회장도 역임하고 있다. 일본 고등학생 저글링 대회에서도 가이세이고등학교, 쓰쿠바대학 부속 고마바고등학교 등의 명문고가 우승권의 단골손님이다.

또한 도쿄대학의 저글링 동아리는 구성원이 100명이 넘는다고 한다. 그러고 보니 내가 다니던

고등학교의 저글링부에서도 부원 3명이 모두 도쿄대학에 진학했던 것 같은데….

그리고 언어 학습이나 댄스 역시 다양한 연구를 통해 신경 세포의 가소성에 미치는 효과가 입증된 바 있다.

어학에 관한 흥미로운 실험을 소개하도록 하겠다. 2012년, 스웨덴 룬드대학Lund University의 요한 마르텐슨Johan Martensson은 스웨덴군 사관학교에서 어학을 배우는 학생과 배우지 않는 학생을 비교하기 위해 두 사람에게 3개월 동안 동일한 수준의 학습 과제를 내렸다.

그리고 그 실험을 시작할 때와 마칠 때, 뇌 사진을 촬영했다. 뇌 사진에 따르면 어학을 배우지 않은 학생의 뇌에는 변화가 없었지만, 배운 학생의 뇌에서는 해마나 중전두회가 커졌다는 사실이 판명되었다.

특히 어학 습득에 어려움을 겪어서 열심히 노력

한 사람이 더 컸다고 한다. 이는 제2언어를 사용하려면 전두엽, 뇌량 등 다양한 부분을 활성화시켜서 우뇌와 좌뇌 양쪽을 관여하게 해 정보를 교환해야 하기 때문이라 생각된다.

즉, 어학을 배우면 뇌가 활발해진다. 심지어 어학에 재주가 없으면 없을수록 그 효과는 높아진다는 뜻이다. 어쩐지 용기가 솟아나는 실험 결과다.

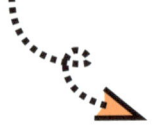

1주일 150분의 유산소 운동이 뇌의 파괴를 막아준다

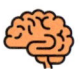

운동이 신체에 좋다는 말은 자주 하지만 이는 뇌에도 바람직한 결과를 가져온다. 최근에는 사업체에 운동 시설을 병설하는 기업이 늘어나고 있다. 일본의 후생 노동성, 서구권 각국의 정부 기관 역시 건강을 위해 1주일에 150분의 유산소 운동을 장려하고 있다.

 이는 연구가 진행 중인 분야로, 뇌에 대한 운동의 효능은 주로 아래와 같다.

○ 유산소 운동을 하면 뇌 안의 성장 인자인 뇌 유래 신경 영양 인자BDNF가 늘어난다. 이로 인해 새로운 세포를 성장시켜서 세포 간의 연결시냅스을 늘린다.
○ 정기적으로 유산소 운동을 계속하다 보면 스트레스를 받아도 코르티솔이 적게 분비돼서 기억을 관장하는 해마의 파괴를 막아주게 된다.
○ 유산소 운동으로 뇌의 혈류량이 늘어남에 따라 뇌가 활성화된다. 또한 장기간에 걸쳐 운동하면 새로운 혈관이 만들어져서 혈액이나 산소의 공급량이 늘어나 장기적인 활성화를 기대할 수 있다.

또한 유산소 운동을 하면 약에 의존하지 않고도 노화에 따른 인지 기능 저하나 신경 변성 질환을 상당한 확률로 예방할 수 있다는 사실이 다양한 실험을 통해 밝혀진 바 있다.

예를 들어, 2012년 미국 피츠버그대학University of Pittsburgh의 커크 에릭슨Kirk Erickson과 그의 연구팀은

120명의 고령자를 대상으로 한 연구를 발표했다. 이는 유산소 운동을 통해 해마가 커져서 기억력이 향상되었다는 결과였다. 1년간의 유산소 운동으로 해마의 부피가 2% 늘어났다는 것이다. 즉, 노화에 의한 상실을 1, 2년 치 되돌린 셈이다.

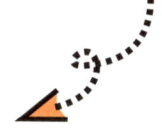

근육 운동이나 스트레칭보다 '빨리 걷기'가 뇌의 회춘에 도움을 준다

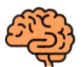

"자, 운동하자!"라며 무턱대고 무거운 덤벨을 들어 올리거나 언덕길을 전력으로 달려 봐야 별반 도움이 되지 않는다. 그렇다면 뇌에 가장 좋은 운동은 무엇일까.

우선 심박수를 최대 심박수의 70~75%로 유지하는 것이 뇌에 가장 좋다고 알려져 있다. 얼마큼 운동해야 최대 심박수의 70~75%에 도달하는지는 사람에 따라 다르지만, 지금은 스마트워치로 간단히 알아볼 수 있다. 그다지 운동하지 않는 사람일 경우 빨리 걷기, 운동을 어느 정도 하는 사람일 경우 가벼운 러닝 정도일 듯하다.

앞서 언급한 뇌 유래 신경 영양 인자BDNF를 늘리고 해마를 크게 만드는 데 가장 적합한 운동은 유산소 운동이다. 근육 운동이나 스트레칭으로는 같은 효과를 거두기 어렵다.

2011년, 미국 피츠버그대학University of Pittsburgh의 커크 에릭슨Kirk Erickson이 이끄는 연구팀이 120명의 피험자를 대상으로 1년마다 뇌를 스캔해 해마의 크기를 측정한 실험이 있다.

실험에 앞서 피험자들은 무작위로 두 그룹으로 나뉘어 서로 다른 타입의 운동을 하게끔 지시를 받았다. 한쪽은 유산소 운동1주일에 3회, 40분 동안 빨리 걷기. 나머지 한쪽은 심박수가 오르지 않는 스트레칭 등의 가벼운 운동이었다.

1년이 경과하자 스트레칭을 실시했던 그룹의 해마는 평균 1.4% 축소되어 있었다. 평균적으로 연간 1, 2% 축소된다는 사실을 생각하면 합당한 수

치였다. 그에 비해 유산소 운동을 실시한 그룹의 해마는 약 2% 커져 있었다. 1년간 노화가 전혀 진행되지 않았을 뿐 아니라 2살이나 회춘한 셈이다.

나는 현재 1주일에 3회를 목표로 가벼운 러닝을 하고 있다. 나는 스위스 산속에 살고 있기에 집 주변이 자연으로 가득하여 대자연 속을 달릴 수 있다. 이때의 심박수는 최대 심박수의 70~75%로 억제하려 하고 있다.

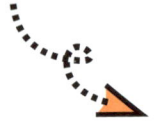

운동을 통해 쑥쑥 솟아나는 아이디어-디폴트 모드 네트워크 체험하기

유산소 운동의 이점은 '뇌의 파괴를 막는다'에 그치지 않는다. 디폴트 모드 네트워크 Default Mode Network라는 말을 들어보았는가. 간단히 말하자면 아이디어가 쑥쑥 솟아나는 마법과도 같은 뇌의 신경 회로다.

러닝은 이 디폴트 모드 네트워크와 깊은 관련이 있다. 뇌에는 특정한 과제에 도전할 때가 아니라 멍하니 있을 때 일하기 시작해, 기억을 정돈하거나 감정을 정리하는 기능이 있다고 한다.

멍하니 있을 때 뭔가를 떠올리거나 좋은 아이디

어가 떠올랐던 경험이 있지 않은가. 이는 디폴트 모드 네트워크에서 비롯된 결과다. 디폴트 모드 네트워크는 특정한 과제에 도전할 때가 아니라 멍하니 있을 때 일어나므로 사람마다 발생하는 타이밍이 다르다.

예를 들어 산책하고 있을 때 좋은 아이디어가 떠오르는 사람도 있을 테고, 자전거를 탈 때 떠오르는 사람도 있으리라.

특히 산책 중에 디폴트 모드 네트워크를 체험하는 사람이 많을 것 같다. 19세기 중반에 활약한 미국의 위대한 사상가 헨리 데이비드 소로Henry David Thoreau 역시 산책으로 자신의 사상을 깊이 발전시킨 인물로 유명하다. 저서인 『산책Walking』에서 그는 아래와 같이 말하고 있다.

"제가 말하는 걷기란 (중략) 운동과는 전혀 다른 것입니다. 그 자체가 하루의 대담한 시도이자 모험입니다."

"저는 하루에 적어도 4시간, 보통은 4시간 이상을 숲이나 언덕, 초원을 넘어 세간의 약속으로부터 완전히 해방되어 걷지 않고서는 자신의 건강과 정신을 유지할 수 없다고 생각합니다."

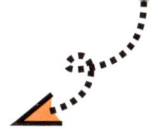

과제를 남긴 채 달리기를 하면 좋은 아이디어가 떠오른다

달리기하고 있을 때 디폴트 모드 네트워크가 작동하는 사람도 많다. 유명한 인물로는 『상실의 시대』 등으로 알려진 소설가 무라카미 하루키 역시 1주일에 70킬로미터를 달리는 러너로 유명하다. 그는 『달리기를 말할 때 내가 하고 싶은 이야기』에서 달리는 일에 대한 생각을 밝힌 바 있다.

"나는 원칙적으로 공백 속을 달린다. 반대로 말하자면 공백을 손에 넣기 위해 달리는 것일지도 모른다."

나는 낮에 달리는 경우가 많다. 아침에 다소 과중한 업무를 처리하고 몇 건의 과제를 남겨둔 채 달리기에 나선다. 그러면 한창 달리는 중에 오전 중의 과제에 대한 좋은 아이디어가 떠오르는 경우가 있다.

대체로 최신 과학과 관련된 오디오북을 들으며 달리기 시작하는데, 10분 정도 지나면 디폴트 모드 네트워크가 활성화되기 시작하는 듯하다. 그러다 아이디어가 떠오르기 시작하면 오디오북을 끄고 달린다.

나는 소설을 읽거나 라디오를 들으면 디폴트 모드 네트워크에 진입하지 못한다. 또한 러닝머신 따위로 달려도 제대로 들어가지 못한다. 무엇을 해야 디폴트 모드 네트워크에 들어가기 쉬운지는 사람에 따라 다르므로 다양한 시도를 통해 자신에게 맞는 방식을 찾아내기 바란다.

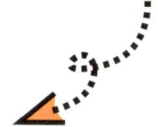

업무 시간 틈틈이 운동해서 뇌를 정비하기

중간 강도의 운동이 뇌에 가져오는 긍정적인 효과는 운동 후 2시간 정도 지속된다고 한다. 그럼에도 불구하고 주로 일을 마친 뒤나 주말에 운동하는 사람이 상당수인 듯하다.

운동 후 뇌에 긍정적인 효과가 지속되어도, 일을 마친 뒤나 주말에 운동해서는 그 효과를 최대한 살릴 수는 없는 노릇이다. 즉, 어떻게 하면 근무 중에 운동을 도입할 수 있을지를 찾아야 한다.

초등학생 때는 45분마다 5~20분 정도의 쉬는 시간이 있었다. 그때마다 피구를 하거나 몸을 움직였다. 이것이 뇌에 가장 좋은 운동 방식이다.

휴식 시간에는 소셜 미디어를 보거나 뉴스를 확인하는 등 업무와 별개의 일을 하면 뇌에 좋을 것이라 생각하는 사람도 있을 듯하다. 그럴 경우 뇌에서는 업무를 수행할 때와 동일한 영역이 사용된다. 즉, 휴식이 휴식이 아닌 셈이다.

지금은 집에서 업무를 처리하는 사람도 많을 테니 그만큼 적용할 수 있는 방법도 많으리라. 예를 들어, 미팅을 60분이 아니라 50분으로 설정해서 연달아 미팅할 때 그 사이에 10분의 휴식 시간을 마련하는 것도 좋은 방법이다. 10분의 휴식 시간에 스트레칭 등으로 5분이라도 몸을 움직이면 하루에 합계 30분~1시간 정도 몸을 움직이는 시간이 생기는 것이다.

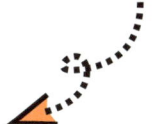

제2의 뇌인
손을 움직이면
생겨나는 효과

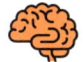

나는 사무실에서 일할 때는 걸어서 통근하거나, 정기적으로 커피를 사러 카페에 가거나, 미팅을 위해 다른 빌딩에 가곤 하므로 자연스럽게 몸을 움직인다. 하지만 재택근무를 할 때는 몸을 전혀 움직이지 않는 때도 있어서 약간의 대책을 세우고 있다.

예를 들어 재택근무 중에는 일이나 작업을 하는 짬짬이 운동을 곁들인다. 우선은 발리우드 댄스나 줌바 등 손의 움직임이 포함된 춤이다. 일하면서 틈틈이 5분 정도, 여유가 있으면 음악을 틀고 동영상을 보면서 춘다. 오래 앉기 방지도 되고, 심박수도 올리기 쉽다.

또한 같은 움직임만을 반복하지 않게끔 몇 가지 패턴을 준비해 두고 있다. 우리의 손은 제2의 뇌라고도 불린다. 손이나 손가락 등을 움직이면 뇌의 혈류량이 많아지므로 치매 예방에도 효과가 있다고 한다.

다만 뇌에 자극을 주기 위해서는 항상 실시하는 일상적인 동작, 예를 들어 식사할 때 젓가락을 쓰거나 뭔가를 손에 쥐는 정도로는 효과를 얻을 수 없다. 평소에는 하지 않는 손이나 손가락의 움직임을 의식할 필요가 있는 것이다.

앞서 이야기한 발리우드 댄스나 줌바 등 각국의 전통적인 춤은 손을 사용하는 경우가 많으므로 뇌에도 바람직한 효과를 가져다준다. 이어서 애니멀 무브먼트 Animal Movement가 있다. 일본에서도 점점 인기를 끌고 있다고 들었는데, 애니멀 무브먼트란 동물의 움직임을 본뜬 운동을 말한다.

나는 퇴원 후에 친구의 소개로 애니멀 무브먼트를 시도했는데, 처음에는 전혀 교본의 움직임을 따라 할 수 없었다. 그도 그럴 것이 동물의 움직임이니 대부분 써본 적이 없는 근육이었다. 체중 이동 방식 역시 생소해서 머리로는 이해했지만, 몸은 마음처럼 움직이지 않았다.

1년 정도 마음 내킬 때마다 시도해 보고 있는데, 다양한 동작이 있어서 익숙해지거나 질리지 않는다. 게다가 평소와는 전혀 다른 움직임이기 때문에 조금만 시도해도 뇌가 개운해진다.

마지막으로 스트레칭과 필라테스가 있다. 내가 이 두 운동을 하는 이유는 자세 바로잡기 등의 신체적인 목적도 있지만, 굳이 말하자면 평소와는 다른 호흡 리듬을 만들고자 함이 크다.

평소에 호흡이 빨라지는 일은 있어도 느려지는 일은 없으리라 생각된다. 그런 의미에서 평소와는 다르게 호흡을 늦춰보면 새로운 호흡 방식을 체험할 수 있고, 뇌의 혈류량을 증가시키는 효과도 있다.

유튜브에 검색하면 5~10분짜리 프로그램이 많이 있으니 가볍게 시작해 볼 수 있다. 내가 자주 보는 유튜브 채널은 'Yoga with Kassandra'와 'Bailey Brown'이다. 이때 가능하다면 질리지 않고 계속할 수 있도록 몇 가지 패턴을 섞어가며 시도해 보기를 추천한다.

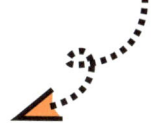

앉아서 지내면 '운동 효과는 수포로 돌아간다'

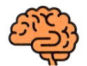

현대인은 자신도 모르는 사이에 앉아서 지내는 시간이 늘어나고 있다. 매일 자동차나 전철을 타고 출근하며, 대개 한참을 앉아 있는다. 사무 업무를 보는 사람은 자리에서 일어날 수 있는 약간의 휴식 시간을 제외하면 온종일 의자에 앉아 하루를 보낼 때도 있다.

여기서 무서운 사실을 소개하겠다. 오랫동안 앉아서 시간을 보낸다는 것은 운동을 열심히 하더라도 운동 효과를 수포로 되돌리는 행위다. 사망률은 착석 시간 1시간마다 2%가 올라가며, 하루에 8시간 이상 앉아 있으면 8%가 상승한다고 한다.

앉아서 거의 움직이지 않는 생활을 오랫동안 이어가다 보면 뇌질환뿐 아니라 심장병, 고혈압, 당뇨병, 비만, 암 등 거의 모든 만성 질환의 위험성이 높아진다. 또한 알츠하이머형 치매와의 연관성도 알려지기 시작했다.

가만히 앉아 있으면 기억을 관장하는 뇌의 영역 내측 측두엽이 위축된다는 사실이 밝혀지고 있다. 미국 캘리포니아대학 로스앤젤레스캠퍼스 University of California, Los Angeles의 연구팀은 45~75세의 35명을 대상으로 1주일간의 신체 활동량과 앉아서 보내는 시간을 조사했다. 그리고 MRI 검사로 새로운 기억이 형성되는 내측 측두엽을 살펴보았다.

그러자 앉아만 있는 생활의 경우, 내측 측두엽이 명백히 감소했다는 사실이 드러났다. 겨우 1주일이었는데도 말이다. 설령 활동량이 많다 해도 오랫동안 앉아 지냄에 따라 내측 측두엽에 초래하는 악영향은 사라지지 않는다는 사실도 밝혀졌다.

나는 코로나 사태를 겪고 재택근무로 이행하면서 환경을 정비했다. 주로 사용하는 책상은 앉아서도 사용할 수 있는 스탠딩 데스크다. 의자도 있긴 하지만 기본적으로는 스탠딩 데스크를 이용하고 있다. 앉고 싶을 때나 피곤할 때는 다른 장소에 있는 의자나 책상을 써서 작업한다. 장소를 바꿔가며 가능한 한 스탠딩 데스크를 이용하는 시간을 늘리는 것이다.

또한 스마트워치로 서 있는 시간을 모니터링해서 하루에 9시간 이상은 서 있도록 애쓰고 있다. 카페 같은 곳에 갈 때도 되도록 서 있을 수 있는 공간이 있는 곳을 택하곤 한다. 처음에는 익숙해지지 않았고 금세 발바닥이 아팠지만, 반년 정도 지나자 익숙해질 수 있었다.

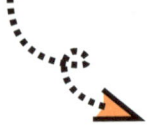

'일은 컴퓨터 앞에 앉아야만 할 수 있다'라는 상식 뒤집기

걸어가면서 미팅이나 면담하는 경우도 있다. 특히 스위스의 여름은 화창하다. 그렇다 보니 미팅 상대 역시 줄곧 컴퓨터 앞에 앉아 있기를 꺼리는 타입이 많다. 그래서 둘이 미팅하는 경우는 공원에서 만나 걸어가면서 할 때도 있다.

걸으면서 미팅을 하면 몇 가지 효과가 있다. 움직이면 뇌로 혈액이 흘러들어 뇌세포가 활성화되면서 아이디어가 솟아나고, 대화에 탄력이 붙는다. 주변의 경치를 바탕으로 대화를 풀어나갈 수 있어서 이야깃거리를 찾느라 고역을 치를 일도 없다.

다소 말수가 적어지는 시간이 있어도, 단둘이 회의실에 앉아 입을 다물고 있을 때보다는 덜 어색하다. 또한 그다지 소득이 없는 미팅이라 하더라도 최소한 운동 효과는 있는 셈이니 서로에게 시간 낭비는 아니라는 점도 한몫 거든다.

미국 노스텍사스대학University of North Texas의 더글러스 앤더슨Douglas Anderson 교수는 산책하며 자신의 강의를 진행한다. 교수는 학생들과 함께 캠퍼스 안을 거닐며 그 주의 과제 도서에 대해 이야기를 나눈다. 그러면 학생들의 활발한 발언이 늘어나고, 새로운 아이디어도 솟아난다고 한다.

산책은 창의성을 북돋고, 긴장감을 풀어주며, 뇌와 신체에 바람직한 영향을 끼치기 때문에 걸으면서 강의한다는 것은 이치에 합당한 발상이다.

1813년에 영국에서 발표된 제인 오스틴Jane Austen의 『오만과 편견』이라는 소설이 있다. 이는 주인공인 엘리자베스 베넷과 그 자매를 중심으로 한 이야기다. 영국에서는 여러 번 드라마로 제작되었고 일본에서도 팬이 많은 작품이다.

이 이야기 안에서 주인공인 엘리자베스가 누군가와 산책하면서 의논하는 장면이 심심찮게 등장한다. 당시 영국에서는 머리를 비우거나 대화하기 위해 산책하는 습관이 정착되고 있었다. 그래서 산책은 철학적인 행동으로 받아들여졌고, 교양 있는 계급이 서로 교류하는 기회를 낳았다.

또한 산책은 아이디어나 예술의 창조적 원천을 이루는 지적 행위로도 간주되었다. 하지만 당시 산책하는 여성은 보기 드물었다고 한다. 이는 여성에게는 애당초 생각할 필요가 없다, 교양 따윈 없어도 상관없다는 편견이 있었기 때문이다. 이러한 산책의 역사를 알게 되면 걷기가 한층 즐거워진다.

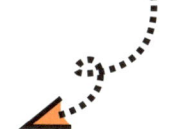

평소와는 다른 커뮤니티에 참여하기의 중요성

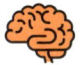

지금까지와는 다른 방식으로 뇌를 써서 자극을 준다는 의미에서는 '평소와 다른 커뮤니티에 참가하기'라는 방법도 생각해 볼 수 있다.

성인이 되면 커뮤니티가 한정될 수밖에 없다. 대다수가 업무와 관련된 커뮤니티, 혹은 가족과 관련된 커뮤니티를 이루게 된다. 하지만 업무의 경우 비슷한 방식으로 머리를 쓰는 사람이 많을 수밖에 없고, 가족과 관련된 커뮤니티 역시 자녀와 부모 간에 이야기하는 내용은 늘 비슷하기 마련이다.

병에 걸리기 전만 해도 나는 꽤 워커홀릭이었다. 그래서 참여하는 커뮤니티라 하면 업무와 관련된 것밖에 없었고, 그 외에는 학교나 취미 생활을 통해서 알게 된 지인과의 만남 정도였다.

그러다 병에 걸린 후 의식적으로 나의 평소 사고방식과는 다른 사람이 속한 커뮤니티에 참여해 보자는 생각이 들었다.

커뮤니티는 사고방식이 다른 사람과 교류하여 뇌에 자극을 준다는 의미에서 무척 중요하지만, 4장에서도 언급되듯이 고독을 막아준다는 의미에서도 중요하다. 나는 새로운 커뮤니티에 소속되기에 앞서 다음과 같은 조건을 떠올렸다.

새로운 사고방식을 갖는다 하더라도 전혀 관심이 없는 일을 시작해 봐야 그건 오랫동안 지속할 수 없다. 그러니 우선 나의 평소 취미와 가까우며 계속 이야기하지 않아도 되는, 또한 반드시 참가해야 하는 커뮤니티가 아니라 느슨하게 오래 이어갈 수 있는 커뮤니티를 탐색했다. 더불어 뇌과학적으로는 단순히 수다를 떠는 것이 아니라 뭔가를 작업하면 한층 커뮤니티의 효과를 높여주므로 '작업을 하는' 커뮤니티 역시 검토했다.

그 결과, 집 근처에 있던 독서 모임에 들어갔다. 이 모임은 1개월에 한 번 정도 모여서 과제 도서를 정하고 다 같이 책을 읽은 후 의견을 나눠야 했다. 모임의 구성원은 세계 각국에서 모였기에, 읽는 책도 매달 가지각색인 것이 특징이었다.

내가 처음으로 참가했을 때 우연히 일본 저자의 책이 선정되었다. 그다음은 스리랑카의 저자가 쓴 책이었다. 또한 참가자 역시 학생부터 정년퇴직한 사람까지 연령대의 폭이 넓었으며 이과, 문과 모두 섞여 있었다. 즉 지금까지와는 다른 방식으로 뇌를 사용한다는 의미에서 큰 도움을 준 커뮤니티였다.

책을 읽은 뒤 다 함께 식사하는 시간도 제법 즐거웠다. 평소에는 이야기하지 않을 법한 우주공학이 화제에 오르거나 수예를 주제로 한 이야기를 나누는 것 역시 즐거움 중 하나였다. 나는 내킬 때만 커뮤니티를 찾았기에 참가 빈도는 2, 3개월에 한 번이었다. 하지만 커뮤니티에 참여한다는 것 자체로 마음이 든든해졌다.

또한 10명 정도가 우리 집에 모여서 요리하는 모임도 열었다. 이쪽은 비정기적으로 열리는 모임으로, 반년에 한 번 정도 실시했다. 각국의 음식을 만들기 때문에 지난번에는 그리스 요리였고, 다음번에는 페루 요리를 차릴 예정이다. 다 함께 수다를 떨면서 향신료를 함빡 곁들인 다양한 요리를 만든다는 것은 뇌에도 좋은 자극이 된다.

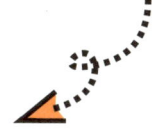

스위스에서 배운, 자연이 뇌에 끼치는 영향

스위스에서는 흔히 질병에 걸렸다가 퇴원하면 산간 지방에 있는 별장에서 시간을 보내곤 한다. 이는 유복한 국가이기에 가능한 일이긴 하지만….

나 역시 퇴원했을 때 주변 사람으로부터 "어느 샬레chalet, 별장지에서 지낼 거야?"라는 질문을 받고 처음에는 깜짝 놀랐다. 하지만 스위스에서 그건 무척이나 합당한 말이었다. 스위스 알프스산맥의 정상에서 360도로 펼쳐진 하늘과 늘어선 산을 상상해 보라.

이런 대자연 속에서 자신의 존재를 인식하는 것

을 뇌과학에서는 오우Awe 체험이라고 부른다. 오우 체험에 대한 연구에서 심신에 끼치는 여러 긍정적인 효과가 실증된 바 있다.

캐나다 토론토대학University of Toronto의 제니퍼 스텔라Jennifer Stellar 박사의 연구에 따르면 오우 체험을 빈번하게 겪는 사람은 인터루킨6 수치가 낮게 유지된다는 결과가 나왔다.

인터루킨6는 신체가 만성적인 염증을 일으킬 때 배출되는 물질이다. 인터루킨6 수치가 낮아진 상태란 건강 증진과 수명 연장으로 이어진다. 이처럼 몸이 약해져 있을 때, 혹은 스트레스가 심한 수술을 받은 뒤 스위스 사람들이 대자연 속에서 시간을 보내는 것은 이치에 맞는 일이다.

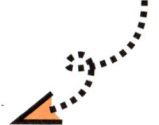

자연이 있는 곳에서 30분만 시간을 보내도 긍정적으로 변한다

병원, 특히 유럽에서 중정이나 자연이 있는 공간이 늘어나기 시작했다. 핀란드 헬싱키대학University of Helsinki의 리사 티르바이넨Liisa Tyrväinen 박사가 실시한 조사에서는 77명의 참가자를 대상으로 3곳의 다른 장소도심, 정비된 공원, 도시림에서 시간을 보내도록 했다.

모든 장소의 피험자를 30분 동안 느긋하게 각각의 장소에서 산책하게 했다. 그 후, 기분과 관련된 설문조사에 답변받고 타액을 채취한 후 혈압과 심박수를 측정했다. 결과를 비교해 보니 자연 속에서 보내는 시간에 어떤 효과가 있는지를 확인할 수 있었다.

각각의 장소에 가기 전과 비교해서 도심에서 시간을 보낸 사람은 스트레스가 해소되었다는 느낌을 거의 얻을 수 없었던 반면, 공원이나 도시림 속에서 시간을 보낸 사람에게는 변화가 나타났다.

자연이 있는 장소에서 보내는 시간이 길면 길수록 기분이 좋아졌다고 대답하는 사람이 늘어났고, 공원이나 도시림에서 시간을 보낸 사람은 도심에서 시간을 보낸 사람보다 기분이 20% 향상했다. 자연이 있는 장소에서 시간을 보낸 사람은 기분이 긍정적으로 변했고, 부정적인 감정이 줄어들었으며, 창조성 역시 향상되었다.

객관적인 측정치의 경우 모든 장소에서 코르티솔이 감소했다. 자연이 있는 장소에서 고작 30분만 걸으면 된다. 그것만으로 기분이 긍정적으로 바뀐다는 사실이 뇌과학적으로 나타난 셈이다.

일부러 숲을 찾지 않아도 자연이 있는 장소, 다시 말해 통근·통학 시에 공원을 지나기만 해도 그 효과는 확실하다는 뜻이다.

참고로 나는 코로나 사태 이후로 몇몇 친구^{특히 의료 종사자}들이 혼잡한 레스토랑 같은 장소를 꺼려해서, 공원에서 산책하거나 피크닉을 하면서 근황을 나누는 시간이 늘었다. 처음에는 감염증 대책을 논의하거나 운동 부족이나 비타민 D 부족을 해소할 목적이었다.

하지만 자연 속에서 산책하면 스트레스 수준이 낮아지고 뇌에도 좋은 영향을 미쳐서 지금은 적극적으로 야외에서 만남을 가진다.

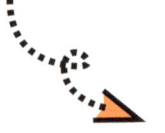

관엽 식물이나
자연을 찍은 사진으로
뇌를 활성화시키자

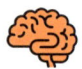

나처럼 운 좋게 대자연에 둘러싸인 채 생활하는 사람도 있겠지만 그렇지 않은 사람도 있으리라.

하지만 네덜란드 암스테르담대학University of Amsterdam의 미힐 판 엘크Michiel van Elk 박사의 연구에 따르면 대자연의 광대함이나 아름다움을 느낄 수 있는 영상을 보기만 해도 정도는 작지만 오우 체험이 가능하다는 사실이 입증되었다. 또한 집 안에 작은 초목을 두는 것도 효과적이다.

한국 원광대의 김태훈 박사의 연구에 따르면 MRI로 관측한 결과, 자연의 풍경 사진을 보여준 피험자와 도심지의 사진을 보여준 피험자 사이에서 활성화에 차이가 발생했다고 한다.

자연 속에 있으면 전두전야의 산화 헤모글로빈 혈액 속의 산소를 운반하는 헤모글로빈 농도가 저하되어 그 영역으로 흐르는 혈류의 양이 낮아진다. 그리고 전두전야에 가야 할 혈액이 뇌섬엽이나 전대상 피질 등 쾌락, 공감, 편안한 생각 등을 관장하는 장소로 향한다고 한다.

그런데 자연의 풍경 사진을 보는 경우에도 그와 비슷한 일이 일어난 것이다. 또한 도심지의 사진을 보여주자, 스트레스와 크게 관련이 있는 편도체로 혈액이 흘러들었다.

참고로 내가 자주 찾는 치과에는 천장에 스크린이 설치되어 있는데, 의사가 찍은 대자연의 사진이 슬라이드 쇼로 흐른다. 환자는 그 사진을 보면서 치료를 받을 수 있다.

의사가 말하길, 이런 자연 사진을 보면 환자가

자의식을 없애고 겸허해지기라도 하는지, 조금 아프더라도 불평을 늘어놓는 일이 줄어들었단다.

도심지에 살고 있는 직장인에게는 날마다 30분 동안 자연이 있는 장소를 찾기란 어려운 일일지도 모른다. 하지만 집이나 사무실에 관엽 식물, 자연의 사진을 두기만 하더라도 그 효과를 얻을 수 있다면 시도해 보는 것도 방법이 아닐까.

3장

하루하루 의욕을 극적으로 향상시키는, '주인공'으로서 하루를 보내는 방법

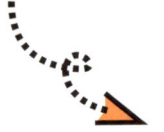

인생에 목표가 있는 사람은 사망률이 15%나 낮다

1장이나 2장에서 이야기한 방법을 통해 '업그레이드된 내가 되어 업무 복귀'라는 당초의 목표에 가까워지는 느낌을 받았다.

하지만 후유증에 시달리는 나를 끝까지 고생시킨 것은 도파민의 분비와 그에 따른 의욕, 두근거림의 향상이었다. 이번 장에서는 내가 고생 끝에 다다른, 뇌의 관점에서 의욕이나 두근거림을 제어하기 위한 '자신이 주인공이 되어 시간을 보내는 방법'을 소개해 보도록 하겠다.

'인생에 목적의식을 갖는다는 것은 중요하다.'
'적극적인 자세는 중요하다.'
'자신의 인생을 살아라.'
'자신을 주인공이라고 생각해라.'

자기계발서 등에서 이런 말을 자주 하는데, 이는 뇌에도 적용되는 말이다. 미국 워싱턴대학University of Washington에서 6,000명이 넘는 20~75세의 피험자를 대상으로 14년에 걸쳐 실시한 인생의 목표와 건강에 관한 연구가 있다.

이 연구에 따르면 '달성하고 싶은 인생의 목표를 발견하면, 목표를 언제 발견했는지와 무관하게 장수에 공헌한다'라는 결론이 나왔다. 구체적으로는 목표가 있는 사람이 15%나 사망률이 낮았을 뿐 아니라 생활 습관병의 이환율 역시 낮았다고 한다.

또한 목적·목표를 가져야 더 오래 살 수 있다는 내용이 젊은 사람이든, 고령자든 동일하게 성립된다는 사실이 증명되었다. 평소에 목적의식을 가지면 알츠하이머형 치매의 타격으로부터 뇌를 보호하는 데 도움이 된다는 다수의 연구도 있다.

인생의 목적·목표를 갖고 있는 사람일수록 적극적으로 밖으로 나와 규칙적인 생활을 하는 경향이 있다는 사실과도 관련이 있어 보인다.

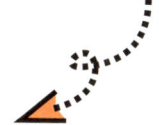

멍하니 시간을
보냈다간 행복을
느낄 수 없다!

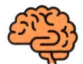

2010년, 미국 하버드대학Harvard University에서 실시한 'Track Your Happiness행복의 추적'라는 연구를 살펴보겠다. 이 연구에서 세계 각국의 25만 명에게 자신이 하는 일과 그때 느낀 행복도를 점수로 평가하게 했다. 그리고 사람이 어떤 때에 행복을 느꼈는지를 분석했다.

이 연구를 통해 두 가지 사실이 입증되었다. 첫 번째는 행복을 거머쥐려면 목적·목표를 갖고 살아가는 삶이 반드시 필요하다는 사실이다. 나머지 하나는 멍하니 시간을 보내서는 행복을 느끼기 어렵다는 거다.

멍하니 시간을 보낸다는 것은 지금 일어나는 일에 집중하는 것이 아니라, 일어나지 않은 일을 생각하거나 아무것도 생각하지 않는 상태를 말한다. 놀랍게도 사람은 깨어 있는 시간의 약 47%를 현재 일어난 일이 아니라 몽상에 사용한다는 결과가 나온 바 있다.

즉, 현재 일어난 일에 뇌를 사용하는 것이 아니라, 과거의 일, 미래의 일, 혹은 앞으로 일어날지 어떨지 모르는 불확실한 일에 뇌를 사용한다는 뜻이다. 그리고 현재 일어난 일에 뇌를 쓰지 않는 시간은 행복 호르몬의 분비를 막아 행복하지 않은 기분에 크게 영향을 끼친다는 사실이 밝혀졌다.

참고로 이 하버드대학의 연구에 직접 참가해 볼 수 있다. 'Track Your Happiness'라고 검색하면 웹 사이트가 나오니 시험해 보길 바란다.

이들 연구를 통해서도 '목적·목표를 갖고, 헛되

이 시간을 보내지 않는 것'이 뇌를 포함한 건강 및 행복에 중요하다는 사실을 알 수 있다.

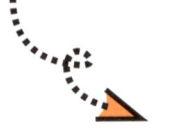

코로나 사태 이후에 급증한 '목적을 잃은' 관리직들

일본의 여러 기업을 담당하는 산업의로부터 이러한 이야기를 들었다. 코로나 사태 이후, 특히 관리직들로부터 '목적을 잃었다', '적극적으로 뭔가를 해보려는 마음이 들지 않는다'라는 취지의 상담이 늘었다고 한다.

물론 개중에는 우울증처럼 치료가 필요한 정신적 부전이 의심되는 증상을 호소하는 사람도 있겠으나, 대부분이 치료가 필요하다기보다는 뇌의 컨디션 문제와 연관이 있다고 한다.

코로나 사태로 가치관이 변하고, 그 가치관과 기존의 근무 방식이 합치되지 않는 사람이 늘어나기 시작한 듯하다. '과도한 노동에 대한 위화감', '출세 경쟁에 대한 피로감', 그리고 '자신에게서 일을 빼면 아무것도 남지 않는 현실에 대한 절망감', '희박한 인간관계' 등… 다양한 부조화가 있다.

이러한 부조화를 현 상황을 바꾸는 에너지로 전환하거나 적절히 소화하는 사람이 있는 한편, 그렇지 못한 사람도 많아 보인다. 물론 일반화할 수는 없다.

하지만 뇌의 컨디션 문제에 대책을 마련할 수 있다면 번아웃 증후군이나 우울증 등 심각한 상황으로 발전하는 사태를 예방할 수도 있어 보인다. 특히 일본의 경우는 뇌나 정신적 증상에 대한 편견이 강하기 때문에 '가족에게 끌려오기 전까지 의료기관을 찾지 않는 상황' 역시 사회적 문제로서 자리매김하고 있다.

뇌의 컨디션을 정비해서 스스로 실행에 옮길 수 있는 예방법을 실시하는 것이 중요하다.

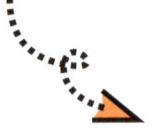

작은 목표를 설정할 정도의 에너지도 없다! 설정했지만 두근거리지 않는다!

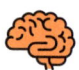

'인생의 목적·목표를 설정해 헛되이 시간을 보내지 않는 것이 중요하다.'

앞서 나는 이것이 뇌의 컨디션을 정비한다는 의미에서도 중요하다고 언급했다. 여기서 여러분은 이렇게 생각했을지도 모르겠다.

"흔히 비즈니스 서적이나 자기계발서에서 주장하듯이 인생의 과업이나 비전을 세우고, 비전 보드 Vision Board, 내가 이루고 싶은 꿈, 가지고 싶은 것, 되고 싶은 사람 등을 사진이나 그림으로 나타내는 시각화 방법-옮긴이를 만들고, 하고 싶은 일 목록을 작성한 뒤, 매일 목적을 향해 나아가며 감사하는 마음을 잊지 않고 적극적으로 행동하는 게 중요하다는 건 알지만, 직접 실행하기란 어렵단 말이지."

잘 안다. 나도 병에 걸리기 전에는 '인생에 과업이나 비전을 가져라', '비전 보드를 만들자'라는 이야기를 읽거나 듣기만 해도 피곤해지기 일쑤였다. 나는 입원하면서 목적의식을 확립하거나 적극적으로 살아가기가 얼마나 어려운지를 뼈저리게 느꼈다.

갑작스러운 장기 입원으로 업무상 설정해 두었던 목표에 도달하기가 어려워졌기 때문이다. 목표를 수정하고 싶어도 수술 후 지속되는 후유증에 시달리느라 어떻게 수정하면 좋을지조차 알 수가 없었다.

논리적으로 생각하면 작은 목표를 세우고 적극

적으로 임하는 것이 중요하다는 사실은 알고 있다. 밥을 남김없이 먹기, 치료제를 꼬박꼬박 복용하기 등 작은 목표를 설정하는 것이 효과적이라는 말은 흔히 하는 이야기다. 하지만 흔히 말하는 방법은 와닿지 않았다.

한번은 내가 입원해 있을 때였다. 작은 목표를 설정할 정도의 에너지도 없고, 설정하더라도 그 일에 가슴이 뛰지 않았다. 당시의 나는 병원 침대 위에서 끔찍한 두통에 시달리며 '자, 오늘의 목표는 뭐였더라…' 하고 적극적으로 생각할 만한 정신 상태를 갖추고 있지 않았다.

억지로 '오늘은 밥을 남기지 말고 먹자'라는 목표를 세우더라도 거기에 전혀 두근거림을 느끼지 못했고, 의욕은 없지만 해야 하는 'To Do List'처럼 느껴졌다. 적극적으로 변하기는커녕 오히려 소극적인 기분에 사로잡혀 있었다.

그 외에도 하루의 마지막에 감사한 마음을 기록

하는 '감사 일기'라는 것도 시도해 보았다. 이는 병원에서도 이따금 환자에게 권하는 방법으로, 일상의 작은 일에 감사한 마음을 느끼며 옥시토신의 분비를 촉진시키는 방법이다.

어떤 메커니즘인지 알고 있었지만, 그때의 나는 감사한 마음보다 부정적인 마음이 더 강했기에 '감사조차 하지 않는 나'에 대한 자기혐오에 빠져버려서 그만두었다. 당시에는 매일 이런 말이 머릿속을 맴돌았다.

'뭔가를 하고 싶은 것은 아니다. 아니, 아무것도 하고 싶지 않다.'
'딱히 두근거리는 일도 없다.'
'두근거림을 일으키려면 뭔가를 해야만 한다.'
'하지만 피곤해서 아무것도 하고 싶지 않다.'
'아, 생각만 해도 피곤하다. 조금 자야지.'
'일어나면 다시 단조로운 나날이 이어질 거야.'

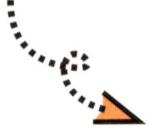

「악마는 프라다를 입는다」를 통해 깨우친 적극적으로 살기 위한 방법

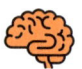

입원 중에는 지루함을 견딜 수 없어서 영화나 드라마를 켜놓고 있었다. 집중력이 낮아진 상태라서 보고 싶은 영화를 스스로 결정하기보다는 영화 채널을 그저 켜놓고만 있는 초超 수동적인 느낌이었다.

그때, 메릴 스트립Meryl Streep과 앤 해서웨이Anne Hathaway가 출연하는 「악마는 프라다를 입는다」가 방영되고 있었다. 이 영화는 메릴 스트립이 연기한 패션 잡지 편집장과 앤 해서웨이가 연기한 시골 출신 신입 어시스턴트의 이야기로, 처음에는 패션에 아무런 흥미가 없던 어시스턴트가 점차 패션에 흥미를 갖는 내용이다.

이 영화를 설렁설렁 보고 있는데 문득 '몸단장이 하고 싶다'라는 생각이 들었다. 나는 그날 맨얼굴에 머리도 부스스했다. 당시에 후유증을 앓으면서 겉모습까지 변해 있었다. 따라서 거울을 보면 싫어도 나의 망가진 모습을 똑바로 쳐다봐야 했기에 차마 볼 수가 없었다. 거울도 볼 수 없으니 옷도 대충 입고 화장도 하지 않았던 것이다.

「악마는 프라다를 입는다」 영화를 보고 있을 때, 문득 '이 패션 잡지 편집장이 지금의 내 처지였다면 무슨 행동을 할까'라는 생각이 들었다.

'입원하면 어떤 차림을 할까?'
'어떤 행동을 보일까?'
'문병 온 사람들에게 어떤 말을 할까?'
'입원 중의 시간을 어떻게 보낼까?'

나는 다양한 망상을 하기 시작했다. 그런 망상

이 도파민을 분비시켰고, 두근거리는 감정을 불러일으켰으며, 약간이나마 나를 적극적인 기분으로 만들어 주었다.

최소한 이 너덜너덜한 티셔츠와 반바지만큼은 갈아입자. 분명 이 편집장이라면 병원복도 파리 컬렉션의 브랜드일 거야, 라고 생각했다. 그래서 입고 있던 걸레짝 같은 티셔츠 대신, 평소에 좋아하는 CFCL 일본의 패션 브랜드-옮긴이의 탱크톱으로 갈아입었다. 그리고 20년 전에 산 니트 소재의 반바지도 마찬가지로 CFCL이었고, 그것으로 갈아입었다.

그러자 약간의 도파민이 분출되어 기분이 적극적으로 변했다. 입원 중에는 정신력이 바닥을 찍은 상태였기에 이걸로 인생이 180도 달라진 듯한 극적인 변화는 없었다.

하지만 몇 %라도 기분이 적극적으로 변했다는 사실은 당시 커다란 승리였다. 이것이 내가 적극적으로 변하기 위한 방법인 '테마 결정하기'를 접하게 된 최초의 계기였다.

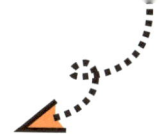

적극적으로 변하기 위한 '테마 결정' ❶ 「닥터 X」의 등장인물로 분하는 외과의 친구

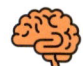

'테마'란 자신의 가슴을 뛰게 만들고, 주체적인 기분이 들게 하는 것이라면 무엇이든 상관없다. 영화를 좋아하는 사람이라면 영화 속 주인공이 되어도 상관없고, 만화 속 대사를 떠올리거나, 주제가를 선택해도 좋다.

 '내가 무척 좋아하는 그 영화 속 주인공이라면 어떻게 행동할까.'
 '그 슬로건에 맞는 나였다면 지금 어떻게 시간을 보낼까.'

'그 노래와 어울리는 나였다면 이럴 때 어떻게 대처할까.'

그 주의 테마든, 그날의 테마든, 그 시간의 테마든, 그 순간의 테마든 무엇이든 상관없다. 목적은 사고를 전환시켜 적극적인 사람이 되어, 행동을 주체적으로 바꾸는 것이니까.

하루 종일 적극적인 기분일 필요는 없다. 문득 그 순간을 떠올렸을 때 조금이라도 긍정적인 기분이 든다면, 뇌과학적으로는 대성공이다.

만화나 소설, 드라마의 주인공은 알기 쉬운 테마다. 외과의인 내 친구는 의국에서 귀찮은 말다툼에 기를 빨릴 것 같으면 "드라마 「닥터 X」의료계의 병폐와 맞서 싸우는 천재적인 실력의 프리랜서 의사를 다룬 일본의 의학 드라마-옮긴이의 주인공인 다이몬 미치코로 분해 스스로 제어할 수 있는 일에 집중한다"라고 한다.

또한 나는 입원 중 『도박묵시록 카이지』후쿠모토 노부유키 저, 막대한 빚을 떠안게 된 청년 이토 카이지가 빚을 갚기 위해

도박의 세계에 뛰어들면서 벌어지는 이야기를 다룬 일본의 만화-옮긴이

를 읽고 또 읽었기에 만화의 대사를 종종 테마로 삼곤 했다.

"앞을 내다보지 않아도 돼…! 눈앞의 한 걸음이 전부다…! 이 작은 한 걸음을… 그저… 조금씩 쌓아나가면 돼…!"

"인간은 두 종류가 있지… 마지막 고비에 겁을 먹고 움직이지 못하는 사람, 겁을 떨쳐내고 일어서는 사람…."

지금 읽어도 기운이 솟아나는 대사들뿐이다. 이는 당시의 상황을 '뇌종양이라는 절박한 상태에서 어떻게 올라설까'라는 일종의 게임으로써 적극적으로 받아들이는 데 도움을 주었다.

적극적으로 변하기 위한 '테마 결정' ❷
폭풍 슬럼프의 「Runner」는 주사 맞을 때 듣는 곡

느낌이 좋은 슬로건도 추천한다. 예를 들어 예전에 시세이도 일본의 화장품 브랜드-옮긴이 의 기업 슬로건인 "순간도 평생도 아름답게" 역시 좋아하는 테마다. 느낌이 좋을뿐더러 순간이 평생으로 이어진다는 콘셉트 역시 적극적인 느낌이 든다.

   내가 날마다 온라인으로 수강을 받는 요가에서는 '그날의 테마'를 공유해 준다. 어떤 때는 'Choice'가 테마인 날도 있었다. 스스로 테마를 생각하기가 귀찮은 날은 이 요가 수업의 테마를 그대로 빌려 오곤 한다. 물론 스스로 생각할 때보다 책임은 줄어들지만, 없는 것보다 낫다는 생각에서다.

긍정적인 이미지가 새겨진 테마를 여러 번 체험하다 보면 그 테마를 듣기만 하더라도 반사적으로 도파민이 분비되어 적극적으로 변할 수 있게 된다. 예를 들어 나는 음악도 한동안 테마로 사용했다. 흔히 스포츠 선수가 시합에서 입장할 때면 주제가를 틀어주지 않는가. 바로 그런 느낌이다.

입원 중, 척추나 근육에 주사를 놔야 할 때가 있었는데, 이 주사가 정말로 아팠다. 아무런 대책을 취하지 않으면 아픔으로 인해 부정적인 기분에 잠식돼 버리고 만다. 그래서 나는 속으로 도파민이 최대한으로 분비되는 폭풍 슬럼프1982년에 결성, 1984년에 데뷔한 일본의 록 밴드로, 이들의 대표곡인 「Runner」는 일본에서 응원가로 자주 사용되는 곡이다-옮긴이의 「Runner」는 주사를 맞을 때 듣는 주제가로 삼았다.

「Runner」는 학창 시절 체육 대회의 이어달리기 때 매번 흘러나오던 노래였다. 그래서 그 노래를 들으면 여전히 '파블로프의 개'처럼 도파민이 솟아난다. 의사가 주사기를 들고 나타나면 이어폰으로 폭풍 슬럼프의 「Runner」를 튼다. 이 음악을 들으면 기분이 좋아진다는 사실이 잠재의식에 새겨져 있어서 주사를 다 맞으면 아무것도 하지 않았음에도 매번 '뭔가에 승리했구나'라는 기분이 든다.

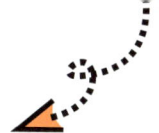

도파민 및 옥시토신을
작용하게 하는
'씨 뿌리기'

날마다 테마를 선정하며 지내다 보니 조금씩 기분이 적극적으로 바뀌기 시작했다. 본래 마이너스에서 시작했기에 콧노래를 흥얼거리며 폴짝폴짝 뛸 정도는 아니지만, 매일 침대에서 일어날 정도의 기운은 솟아났다.

다음으로 내가 직면한 과제는 '침대에서 일어난 건 좋지만 할 일도 없고 지루하다'였다. 당시에는 곧잘 '이 나이에, 이런 곳에서, 이런 뇌종양이 생기다니. 확률적으로 거의 불가능한 일이니, 뭔가 확률적으로 일어날 리 없는 즐거운 일도 일어나지 않으려나'라고 생각했다. 엉터리 논리였지만 그만큼 입원 중에는 이렇다 할 이벤트도 없어서 심심한 하루하루였다.

한동안 '뭔가 즐거운 일이 일어나지 않으려나' 하고 타인의 도움만을 바라며 무기력하게 지냈다. 하지만 아무런 행동도 하지 않았으니 즐거운 일 따윈 일어나지 않았다. 그렇게 타인의 도움을 바라며 시간을 보낸 후, 아무리 그래도 이대로 가다간 시들어 버리겠다는 생각에 내가 시도한 것이 바로 '씨 뿌리기'였다.

씨 뿌리기란 '자발적으로 변화를 일으키기 위한 행동 취하기'를 말한다. 이를테면 동경하는 일을 찾고 그 일을 하는 사람에게 이야기를 들어보기, 그 업종의 회사에서 개최하는 설명회에 응모해 보기 등이다.

나 역시 이 방법을 통해 스스로 주인공이 되어서 매사에 적극적으로 임할 수 있게 되었으므로 소개하고자 한다. 이 방법은 뇌과학적으로도 도파민 및 옥시토신을 작용케 하는 절대적인 효과가 있다.

애당초 목표나 적극성이 없으면 도파민은 잘 분비되지 않는다. 하지만 도파민이 없으면 적극적인 자세를 취하기 어렵다는 악순환이 발생한다. 그래서 도파민을 추구하여 폭음이나 도박에 치달아 버리면 일시적으로는 적극적인 기분을 갖게 되지만, 술기운이 가신 뒤에는 상황이 전혀 달라지지 않았음을 깨닫게 된다.

이 악순환에 맞서기 위한 시도가 바로 '씨 뿌리기'다. 타인과 관련 있는 씨앗을 뿌리면 심적 접촉을 통해 옥시토신 역시 솟아나게 할 수 있다.

오로지 변화를 일으키기 위한 '씨 뿌리기' 기간을 마련해 보기를 추천한다. 즉, '자발적으로 변화를 일으키기 위한 행동씨앗을 취하는뿌리기 것'을 말한다. 한번 기간을 설정해서 씨앗을 뿌리다 보면 씨앗을 뿌리는 사고와 행위가 습관화된다.

자기계발서 등에서도 흔히 '행동이 전부다'라고 이야기하는 것을 생각한다면 행동이 상황을 타개하기 위한 열쇠임을 금세 떠올릴 수 있다. 다만 뇌의 컨디션이 그다지 좋지 않을 때나, 기분이 울적할 때 '행동하라'라고 입력해 봐야 좀처럼 쉽지 않은 일이다.

또한 어중간하게 고작 1, 2개의 씨앗만을 뿌려 봐야 확률론적으로 딱히 변화가 일어나지 않는 경우가 많아 포기해 버리기 십상이다. 심지어 행동을 일으키는 데는 나름의 체력과 기력이 필요하다. 체력을 낭비하지 말고, 변화를 일으켜 도파민을 분비시키는 선순환으로 이끌기 위해서는 씨앗을 어떻게 뿌리면 좋을지 궁리해 볼 필요가 있다.

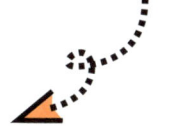

뇌과학적으로 생각해 본 가장 효율적인 씨 뿌리기 방법

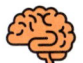

'씨 뿌리기'를 시작한 이유는 앞서 이야기했듯이 변화가 지나치게 부족해 병원 생활이 지루했기 때문이다. 우선 자기계발서에도 곧잘 나오듯이 '그래, 행동을 취하자'라는 생각에 다양한 시도를 해봤지만, 처음부터 술술 풀리지는 않았다.

씨앗의 수가 너무 적거나 싹이 나기까지의 시간이 오래 걸리는 등의 실패를 겪으며 '도파민과 옥시토신을 분비시켜 적극적으로 변하자'라는 당초의 목적에서 멀어진 적도 있었다. 그래서 뇌과학적 시점에서 시책을 개선해 나간 것이 지금의 형태다.

결론부터 말하자면 뇌과학적으로 가장 좋은 방법은 기간을 정해두고 단기 결전으로 크기가 서로 다른 씨앗을 대량으로 뿌리는 것이다. 그리고 잠시 내버려둔다. 그 후 싹이 트기 시작했다면 꼼꼼히 물을 주고, 키워서 정성껏 수확한다.

자세히 이야기해 보겠다. 우선 '좋은 씨앗'이란 조금이라도 가슴을 뛰게 만드는 것을 말한다. 또한 하나의 씨앗을 뿌리는 데 지나치게 많은 시간을 들여서는 안 된다. 그리고 싹이 나고 꽃이 피어 수확하기까지의 노정이 어느 정도 가시화되어야 한다. '해상도가 높아야 한다'라고 표현할 수도 있다.

싹이 튼다는 것은 어떠한 반응이 일어남을, 수확한다는 것은 성과를 얻을 수 있음을 상정하고 있다. 수확까지의 이미지를 갖기란 어려운 경우가 많지만, 적어도 어떤 꽃이 피어날지 정도는 그려볼 수 있는 편이 좋다.

또한 가능하다면 여러 종류의 씨앗을, 또한 꽃

이 피는 시기가 서로 다른 씨앗을 심으면 두근거림이 오래 이어진다. 씨앗을 뿌리는 데 몇 개월이나 걸렸다간 다양한 씨앗을 뿌릴 수 없으므로 5시간 이내에는 뿌릴 수 있는 씨앗이 이상적이다.

만일 싹이 나기까지 몇 개월이나 걸리는 꽃의 씨앗을 뿌리고 싶을 때는 그뿐 아니라 좀 더 단시간에 싹이 트는 씨앗도 동시에 뿌려놓으면 좋지 않을까. 화단을 가꿀 때와 마찬가지로 말이다.

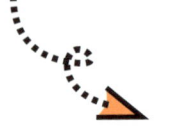

매일 5개의 '씨 뿌리기'를 한 나의 도전 사례

퇴원하고 한동안은 씨앗이 될 법한 행동을 매일 다섯 번씩 해보기로 했다. 2주 정도 매일 씨를 뿌리고, 2개월 정도 휴식하고, 또다시 수확물이 없어지거든 2주 정도 씨를 뿌리는 식으로 시도했다.

매일 5개의 씨앗을 뿌리면 1주일에 총 35개의 씨앗을 뿌리는 셈이다. 느낌상 35개의 씨앗이 뿌려지면 7개 정도는 싹이 나고 1, 2개 정도는 수확이 가능해진다. 물론 경험에 따라 수확률은 달라진다.

내가 입원하고 얼마 후, 조금씩 기운이 나기 시

작했을 무렵에 뿌렸던 씨를 살펴보겠다. [ ] 안에는 씨앗을 뿌렸을 때 싹이 트고 결실을 맺을 꽃의 이미지도 추가적으로 기록했다. 이 책에서 소개하기 위해 모두 가명으로 고치고 약간 각색했지만 어떤 느낌인지는 감을 잡을 수 있으리라.

9월 11일

① 치료를 마치고 복귀한 후, 동료인 밥에게 고객을 소개해 줄 수 있는지 협력을 요청해 본다.[고객을 소개해 준다면 다행이지만, 그렇지 않더라도 자신이 복귀했음을 전달할 수 있다는 점에서 유의미하다.]
② 동료인 메리에게 육아 휴직에서 복귀할 때 어떻게 주변의 도움을 얻었는지 물어본다. 이를 바탕으로 수술로 인한 휴직에서 복귀하는 데 어떤 시도가 도움이 될지 생각해 본다.[구체적으로 배울 것이 있다면 다행이지

만 없다 하더라도 어떠한 도전적 상황이 벌어질 수 있는지 들을 수 있다면 유의미하다.]

③ 환자 모임에서 주최하는 복직 상담 세션에 신청해 본다. 세션을 통해 복직에 대해 갖고 있는 우려가 해소된다면….[우려가 모두 해소되기란 어렵겠지만, 이야기를 들어줄 사람이 있다는 사실만으로 마음이 편해질지도 모른다.]

④ 전 동료인 린에게 싱가폴 이주와 구직 시장의 상황에 대해 상담해 줄 수 없는지 연락해 본다.[수년 후 이주할 가능성을 생각해서 그 옵션의 해상도를 높이고 싶다. 린에게 다른 이주자도 소개받는다면 최고의 결과다.]

⑤ 승진이 정해진 타사의 나탈리에게 축하 엽서를 보낸다.[장기적인 신뢰 관계를 쌓아가고 싶다.]

9월 12일

① 세계적 권위를 가진 뇌외과의인 알렉스에게 최신 뇌종양 치료에 대해 콜드 메일면식이 없는 상대에게 연락하는 것로 질문한다.[답변이 올 확률은 낮지만 답변이 온다면 지금까지 손에 넣을 수 없었던 귀한 정보를 얻을 수 있다.]

② 북클럽을 신청한다.[응모자는 전원 참가할 수 있으므로 다음번 북클럽에 참가해 친구와 즐거운 시간을 보내고자 한다.]

③ 퇴원 후 필라테스 교실을 예약한다.[한동안 쉬고 있었던 필라테스 수업을 예약하여 퇴원 후의 즐거움으로 삼고 싶다.]

④ 헤드헌터인 에이미의 메일에 답장을 보내 이야기를 들어본다.[장기적인 안목으로 전직의 가능성을 고려해 시장의 상황을 들어보고 싶다.]

⑤ 뇌종양 논문을 쓴 리에게 이야기를 들어볼 수 없을지 콜드 메일을 보낸다.[답변이 올 확

률은 낮지만, 만약 답변이 온다면 유의미한 논의가 가능할 듯하며 가능성은 낮더라도 가슴을 뛰게 해주는 씨앗으로써 뿌려둔다.]

어떤가? 나는 이렇게 날마다 씨를 뿌렸다.

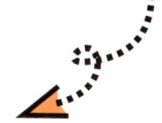

자기 긍정감이 낮아지기 전에 알아차려야 할 확률에 대해서

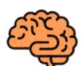

여기서 자칫 빠지기 쉬운 시행착오를 소개하겠다. 흔한 시행착오로, 뿌리는 씨앗의 숫자가 너무 적은 경우가 있다. 이는 기대치의 불일치라고도 표현할 수 있겠다.

씨앗의 종류에 따라 다르겠지만 일반적으로 행동의 씨앗을 뿌리면 그중 20% 정도가 다음으로 이어지고_{싹이 트고}, 여기서 다시 20% 정도가 최종적인 성과로 이어지는_{수확하는} 느낌이다.

이는 '전체 수치의 80%는, 전체를 구성하는 요소 중 20%에서 일어난다'라는 '파레토의 법칙'과도 비슷한 구석이 있어 보인다. 쉽게 말하자면 100개의 행동을 일으켜서 다음으로 이어지는 것이 20개, 최종적으로 성과를 거두는 것이 4개인 셈이다.

흔히 빠지기 쉬운 함정이 1, 2개의 행동을 일으켜서 아무런 변화가 일어나지 않는다고 포기해 버리거나, 자신을 질책하는 경우다. 고작 1, 2개의 행동으로 변화는 그리 쉽게 일어나지 않는다.

그 사실을 이해하지 못한 채 마음 내킬 때 1, 2개의 행동에 나선 후 아무 일도 일어나지 않는다고 자기 긍정감이 떨어지는 현상은 '통계학적으로나 뇌과학적으로나 당연한 일이 일어나는 것'뿐이다. 이는 흔한 시행착오다. 피카소가 평생 약 15만 점의 작품을 그렸다는 것은 유명한 이야기지만, 굳이 피카소가 아니라도 오히려 피카소가 아니기 때문에 어느 정도의 씨앗은 뿌릴 필요가 있다.

씨앗의 숫자가 적어서 싹이 트지 않는 당연한 상황에 직면했을 때, 그것은 능력이 아니라 확률의 문제임을 눈치채지 못해서 자기 긍정감이 떨어지는 현상은 무척이나 안타까운 일이다.

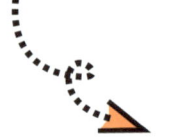

단시간에 행복 호르몬을 분비시켜라!

다음으로 흔히 있는 일은, 장기간 꾸준히 행동했음에도 변화가 일어나기까지 시간이 너무 오래 걸려서 긍정적인 기분이 들지 않는 경우다.

행복 호르몬의 특성을 생각해 보면 침울할 때는 가급적 빠르게 변화를 일으켜 분비를 촉진시키는 것이 중요하다. 그 변화는 작아도 상관없지만 쉽게 알아차릴 수 있어야 한다는 점이 중요하다.

다만 매주 하나씩 행동을 일으킬 경우, 앞서 언급한 확률을 감안하면 하나의 변화를 일으키는 데 25주가 걸린다. 행복 호르몬이 분비되기만을 기다리면 그사이에 한층 더 침울해지고 만다.

　마지막으로, 애당초 싹이 잘 트지 않는 씨앗을 뿌리는 경우도 있을지 모른다. 씨 뿌리기의 목적은 적극적인 자세가 되어 주체적으로 행동하는 것이다. 가능하다면 단기적으로. 여기서 열쇠는 나름의 확률로 단기간에 어떠한 싹이 나올 법한 씨를 뿌리는 것이다.

　수확이 가능할지 어떨지는 알 수 없는 경우가 많지만, 애당초 싹이 터야 밥을 짓든 죽을 쑤든 하지 않겠는가. 싹이 틀 때까지, 가능하다면 꽃이 피고, 결실을 보아서 수확하기까지의 여정을 상상할 수 있는 씨앗을 뿌려야 한다.

　예를 들어 '유명인 ○○와 친해져서 △△를 하고 싶다'라는 결실을 보고 수확하기 위해 '유명인 ○○에게 인스타그램으로 다이렉트 메시지를 보낸다'라는 씨앗을 뿌려봐야 답장이 돌아올 확률은 낮으리라.

다음으로 'TOEIC 900점'이라는 수확을 위해 '영어 공부를 1시간 한다'라는 씨앗을 뿌리는 예시는 어떨까. 나쁘지는 않지만 뇌과학적으로는 씨앗에서 수확물로 이어지는 해상도가 낮으므로 행복 호르몬의 분비량을 최대화시키는 씨앗이라고는 볼 수 없으리라.

이 경우는 '매일 TOEIC 쪽지 시험을 친구와 함께 같은 시간 동안 풀어서 상위권의 점수를 따내도록 한다', '매일 공부한 단어를 사용해서 에세이를 쓰고 SNS에 올린다' 등이 더 해상도가 높은 방식이라 볼 수 있다.

자, 뇌과학적으로 '적극적인 자세'를 취하는 데에는 방법이 있다는 사실을 이해했는가? 내가 여기에 쓴 것은 하나의 사례일 뿐, 그 외에 다양한 방법이 있다. 절대적으로 옳은 방법이란 존재하지 않는다. 그저 '자신에게 맞는 방법'이 있을 뿐이다. 여러분도 여러 방법을 시도해 보고 자신에게 맞는 방법을 찾아내기 바란다.

참고로 이 책을 출판하게 된 경위 역시 그런 작은 씨 뿌리기에서였다. 본래는 다른 씨앗을 뿌릴 예정이었다. 그런데 의사인 지인에게 연락해 뇌종양에 관한 이야기나 배운 점을 공유해 본 결과, "방금 그 얘기, 재밌는데!"라는 말을 들어서 분위기를 타고 기획서를 작성하다 보니 이야기가 여기까지 흘러오게 된 것이다.

역시나 씨앗은 뿌리고 볼 일이다.

오늘도 뇌가
버벅거립니다

4장

뇌를 지키기 위해서라도 우선 '고독'에서 탈출하자

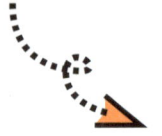

'고독'은 다량의 담배나 음주와 같은 수준

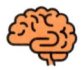

'업그레이드된 내가 되어 업무 복귀.' 처음에 세웠던 이 목표는 3장의 방법까지 실천해 나가는 과정에서 달성할 수 있겠다는 전망이 섰다. 하지만 나는 욕심이 많다. '앞으로의 뇌 컨디션에 대한 위험 인자Risk Factor'와 관련된 대책도 세워버리자는 생각이 들었다. 그래서 가장 먼저 떠오른 것은 세계보건기구WHO에서도 이따금 문제시하는 '고독'이었다.

'하루에 15개비의 담배.'

'의존증 수준의 음주.'

이런 이야기를 들으면 대부분의 사람이 '건강에 해롭겠다'라고 생각한다. 하지만 그와 동등하게 혹은 그 이상으로 '고독·고립'이 건강에 해로운 요소라고 인식하는 사람은 많지 않다. 사회적 고립은 하루에 15개비의 담배를 피우는 행위나 알코올 의존증과 비슷한 수준으로 건강에 해롭다고 알려져 있다.

미국 공중보건국장인 비벡 머시Vivek H. Murthy 역시 '고독은 21세기의 담배'라고 보고, 담배와 동등하게 건강에 피해를 주는 요인으로서 고독이 미치는 영향을 우려하고 있다.

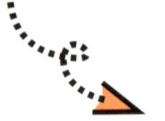

영국이 '고독부 장관'을 둔 이유

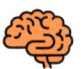

세계보건기구WHO는 2023년에 사회적 고립을 '임박한 건강상의 위협'으로 자리매김했다. 사회적 관계 맺기를 우선적인 과제로 삼아 이를 촉진시키고, 전 세계 각국에서 해결책의 확대를 가속화하기 위해 '사회적 관계에 관한 위원회'를 발족시켰다.

이 위원회는 고독의 만연을 세계적인 공중위생의 우선적 과제로 인식하여, 사회적 관계에 관한 대처를 지원하는 체제를 마련하는 것이 목적이다.

2018년에 영국에서는 세계 최초로 '고독부 장

관'이 만들어졌다. 그에 앞서 영국 정부는 고독 문제에 대해 30억 엔에 가까운 예산을 계상했다. 이렇게까지 본격적인 자세를 취한 이유는 고독이 의료비와 경제에 어떠한 압박을 가할지 알 수 없기 때문이다.

런던 스쿨 오브 이코노믹스London School of Economics가 2017년에 발표한 연구에 따르면, 고독이 초래하는 의료 비용은 10년간 국민 1명당 약 85만 엔이라고 한다. 공적 의료가 무료인 영국에서는 지역의 초기 진료를 담당하는 의사에게 다양한 환자가 찾아온다.

고독감에 시달린 끝에 의사에게 이야기를 듣고 싶어서 찾아가는 경우도 많아, '진찰의 20%는 진료가 필요한 사람이 아니라 고독감에 시달리는 사람'이라는 보고도 있을 정도다. 핵가족화, 고령화, 도시 인구 집중 등 여러 문제를 안고 있는 일본에서는 고독·고립 문제가 앞으로도 계속 진행될 것으로 생각된다.

일본에서도 2021년에 세계에서 두 번째로 '고독·고립 대책 담당 대신'이 임명되었다. NPO와의 관계 강화나 실태 파악 조사, 정보 발신 등을 맡고 있단다. 2023년에 내각 관방일본에 존재하는 정부 기관 중 하나로, 내각을 이끄는 내각 총리대신을 돕는 내각부 소속의 기관을 말한다-옮긴이이 실시한 조사에서는 고독감이 '가끔 있다', '종종 있다', '항상 있다'라고 대답한 20~50대의 비율이 다른 나이대보다 높았으며, 그 비율은 약 45%에 달했다. 남녀별로 보자면 남성의 경우는 30대 및 40대에서, 여성의 경우는 20대에서 높았다는 결과가 나왔다.

또한 OECD의 조사에 따르면 친구, 동료, 그 외의 커뮤니티와 '거의 어울리지 않는 사람'의 비율은 일본의 경우 약 15%로 나왔다. 평균의 2배 이상이다. 이는 가맹국 중 최고치였다. 미국이나 네덜란드, 독일 등에서는 3, 4%였으니 일본의 희박한 대인 관계가 얼마나 돌출된 문제인지가 잘 나타나 있다.

고독은 뇌와 관련된 질병을 포함한 생활 습관병과 큰 관련이 있다. 대화 없이 오랜 시간을 지내다 보면 사용하지 않는 뇌의 신경 세포가 조금씩 쇠퇴하고 만다. 타인과의 교류가 단절된 고독한 상태에 놓이면 뇌의 컨디션이 저하되어 장래적으로는 치매에 걸릴 위험이 높아진다. 즉, 고독이 뇌에 가하는 영향은 현재의 뇌 컨디션뿐 아니라 훗날의 치매에까지 위험을 끼친다는 뜻이다.

애당초 고독·고립이란 인간을 포함한 수많은 동물의 뇌에는 무척이나 부자연스러운 상태다. 인간은 본래 자손을 남긴다는 목적이 프로그래밍된 동물로, 사회와 연결 고리를 갖지 않고 지낸다는 것은 불편할 뿐만 아니라 생명을 위협하는 사태로 직결된다.

인간은 오래전부터 먹이 구하기, 자손의 번영 등에서 타인과의 관계에 크게 의존하고 있었다. 때문에 인간은 고독·고립에 고통을 느끼게끔 프로그래밍되어 있다.

그렇게 생각해 보면 고독·고립이 인간에게 부자연스러운 상태며 사고력이나 판단력에 영향을 끼친다는 사실에도 고개가 절로 끄덕여지리라.

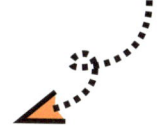

고독은 치매의 발병률을 8배로 높이고 사망률을 30% 높인다

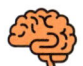

최근 다양한 고독과 고독이 건강에 끼치는 위험에 관한 연구가 진행되고 있다. 스웨덴 카롤린스카대학Karolinska Institute에서 스톡홀름에 거주하는 75세 이상의 고령자 1,000명 이상을 3년간 추적 조사한 연구가 있다. 이 연구에서는 가족이나 친구가 많은 사람에 비해 타인과의 교류가 적은 사람은 치매의 발병률이 약 8배나 높다는 결과가 나왔다.

또한 '하버드 연구'라는 뇌과학 분야에서 중요한 연구가 있다. 이는 1938년부터 이어져 온 대규

모 조사다. 하버드대학 졸업생을 포함해 보스턴 근교의 부유층이나 빈곤층, 어린이부터 성인까지 생활 환경이나 건강 데이터를 지속적으로 수집해 약 10년마다 행복도를 조사한 것이다.

대상자는 2024년 현재 약 2,600명에 달한다. 이 연구에서 많은 사실이 밝혀졌으며 여러 권의 책도 출간된 바 있지만 그중에서도 큰 성과로 꼽히는 것이 고독과 건강에 관한 상관관계다. 좋은 인간관계는 심장병이나 당뇨병, 관절염의 발병을 억제하는 한편, 고독감은 연간 사망률을 약 30%나 높이는 결과를 가져왔다고 한다.

고독감을 느끼기 쉬운 직업으로는 의사, 변호사, 그리고 경영자가 꼽힌다. 이러한 직업들이 언급된다는 사실에서도 알 수 있듯이, 타인과 업무상의 대화를 나눈다고 해서 고독하지 않음을 의미하는 건 아니라는 거다. 의사는 환자, 변호사와 경영자는 고객 등과 하루 종일 이야기하는 직업인데도, 이러한 결과가 나타난 걸 보면 알 수 있다.

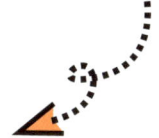

남극에 오랫동안 부임한 사람의 뇌는 쪼그라들어 있다

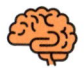

고독은 뇌에 기질적인 변화마저 초래한다. 뇌의 MRI 영상을 사용한 연구에 따르면 사회적으로 고립된 사람은 기억력이나 반응 등의 인지 능력이 낮으며, 뇌 대부분의 영역에서 회백질의 부피가 작다는 사실도 밝혀진 바 있다.

회백질의 부피가 작았던 부분에는 소리의 처리나 기억과 관련된 측두엽, 주의력이나 복잡한 인지 업무와 관련된 전두엽, 학습과 기억에 관련된 해마 등 인지 능력과 깊은 관련이 있는 영역이 포함되어 있다고 한다.

2019년에 남극에 체류하는 원정 대원을 샘플 삼아 실시된 고독에 관한 연구가 있다. 이는 9명의 남극 원정 대원14개월 체류과 그들의 뇌를 비교한 것이다. 남극이란 곳은 '초超'라는 접두사가 붙을 정도로 고립된 곳이다. 특히 기지국에 거주하는 사람은 남극 원정 대원 외에는 접점이 없다. 물론 가족과도 떨어져서 지낸다.

그런 남극에 14개월 동안 머무른 주재원의 뇌를 조사한 결과, 기억을 관장하는 해마는 약 7% 작아져 있으며, 뇌세포의 재생을 관장하는 뇌 유래 신경 영양 인자BDNF는 45% 감소해 있었다고 한다.

또한 일부에서는 의사 결정이나 문제 해결을 관장하는 전두전야의 무게 감소도 발견되었다. 참고로 이 현상은 남극에서 돌아오고 1개월 반이 지난 시점까지도 이어졌다고 한다.

그리고 2022년에 발표된, 평균 21세의 1,336명을 대상으로 삼아 뇌 사진을 바탕으로 실시한 고독에 관한 연구가 있다. 이렇게까지 규모가 큰 고독 연구는 그다지 많지 않기에 무척이나 흥미롭다.

이 연구에 따르면 설문조사 결과, 고독하다고 대답한 사람은 고독하지 않다고 대답한 사람에 비해 사교성을 관장하는 전두엽 좌측 및 두정엽 상부의 활동이 감소해 있다는 사실이 발견되었다.

그 말인즉슨, 고독한 사람은 사교성을 관장하는 부분의 뇌를 사용하지 않기 때문에 사교적인 활동이 감소한다는 뜻이다.

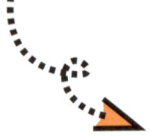

왜 사람에게는 관계가 중요한가?

사회적인 관계가 어째서 뇌에 좋은지, 여기서 정리해 보겠다.

- 기분 좋은 대화는 뇌 내 세로토닌, 옥시토신, 도파민 등 행복 호르몬을 분비시켜 건강이나 행복감을 높인다.
- 다른 사람과 대화를 나누면 뇌세포를 사용해 뇌의 위축을 막고, 뇌의 노화로 동반하는 치매 등의 증상을 늦출 수 있다. 뇌세포를 단조롭게 사용하기보다도 폭 넓은 연령대의 사람과 폭 넓은 화제

의 대화를 나누는 것이 좋다.

○ **사람은 긍정적인 정보보다 부정적인 정보에 주의가 쏠리기 쉬우며 기억에도 잘 남는다는 부정 편향이 있다. 따라서 혼자 있으면 사고는 부정적인 방향으로 기울어 버리기 때문에 다른 사람과 대화를 나누어서 이를 막아야 한다.**

정신과 의사 사이에서 자주 듣는 조언이 있다. '다른 사람의 말을 들어주는 것이 가장 중요하다'라는 조언이다. 나는 정신과 의사가 아니지만 몇 명의 정신과 의사로부터 들은 이야기이므로 널리 퍼져 있는 조언인 듯하다.

은둔형 외톨이나 우울증에 걸린 사람도 정기적으로 진찰실을 찾아와 자신의 이야기를 들려주는 것이 무척이나 가치 있는 일이라고 임상적으로도 받아들여지고 있다. 자신의 이야기를 들어줄 사람이 없으면 감정이 울적해지고, 점점 부정적인 방향으로 사고가 기울고 말기 때문이다.

잠깐의 시간이라도 이야기할 상대가 있으면 감정이나 사고의 흐름이 점점 부정적인 방향으로 기울어 버리는 사태를 막을 수 있다.

환자의 이야기를 철저하게 들어주는 심리 요법도 있다. 미국의 임상 심리학자인 칼 로저스Carl Rogers가 주장한 '내담자 중심 요법'이라 불리는 방식이다. 그는 카운슬러에게 수많은 지식이나 권위는 필요치 않으며, 환자의 이야기에 얼마나 진실되게 마음을 열고 공감하는 자세를 보이는지가 중요하다고 말했다.

물론 이는 수많은 주장 중 하나다. 모든 환자에게 적용시킬 수는 없겠으나, 이야기를 들어주기만 하더라도 증상이 개선되는 환자가 많다는 것은 정신과 의사 사이에서 자주 회자되는 사실이다.

다만 정보가 과다한 현대 사회에서 이야기를 차분하게 들어줄 기회는 줄어드는 것 같다. 인류가 30만 년에 걸쳐서 축적한 정보량에 필적하는 정보량이 현대에는 겨우 3년 사이에 생겨났다는 통계가 있다.

또한 2012~2022년 사이에 세계의 정보량은 10배 이상 늘어났다고 한다. 하지만 우리 개인이 정보를 소비하는 속도가 10배 이상 늘어났느냐고 한다면 그건 아니다. 즉, 정보량은 놀라우리만치 늘었지만, 소비량은 이를 쫓아가지 못한다는 말이다.

그리고 현재의 정보는 텔레비전의 자막이나 인터넷상의 짧은 동영상에서도 알 수 있듯이 이해하기 쉬운 것, 그리고 즉석에서 만족감을 얻을 수 있는 것으로 넘쳐나고 있다. 이러한 세계에서 남에게 이야기를 들려주기란, 또한 남의 이야기를 들어주기란 간단한 일이 아니다.

참고로 사회적인 관계는 가능한 한 오감을 자극해서 세로토닌이 분비되는 교류가 좋다고 한다. 당신은 '온라인 회식'을 경험해 본 적이 있는가. 나는 코로나 사태 때 실제로 실천해 보았다. 솔직히 그다지 충실한 기분은 들지 않았다. 이는 오감이 자극받지 못했기 때문인 것 같다. 원격보다는 대면으로 마음이 맞는 동료와 대화를 나누거나, 함께 식사하는 편이 행복 호르몬이 많이 분비된다는 사실이 밝혀진 바 있다.

중국에서는 가족이 새해에 만두를 빚어서 먹는다고 한다. 섬세하게 손을 움직이면서 수다를 떨고, 마늘 냄새를 풍기는 뜨끈뜨끈한 만두를 다 함께 먹는 것은 뇌과학적으로도 이치에 맞는 행위라고 볼 수 있다.

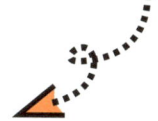

고독 대국 일본!
30대 이후로 인간관계는
희박해진다

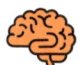

학교를 졸업하면 사람과의 관계가 희박해진다. 이는 수많은 연구를 통해 알려진 사실이다.

유독 사람들과의 관계가 희박해짐을 실감하는 때가 있다.

○ 학교를 졸업했을 때
○ 자녀가 태어났을 때
○ 퇴직했을 때

일본에서는 상당한 노력을 기울이지 않는 한

30대 이후, 그리고 퇴직 이후 인간관계가 희박해지거나, 인간관계가 직장이나 가족에 의존하게 된다는 사실에서 벗어날 수 없어 보인다.

소셜 캐피털 Social Capital이라는 개념이 있다. 이는 가족 이외의 네트워크나 봉사 활동, 지역 활동의 참가와 같이 사람들과의 사회적, 지역적 교류 혹은 관계를 가리키는 개념이다. 이 개념은 사회적 관계를 가리키는 지표로서 최근 주목받고 있다.

2021년의 랭킹에 따르면 일본은 167개국 중 143위를 기록 한국은 2023년 기준 107위를 기록했다-옮긴이 하고 있다. 이라크142위, 짐바브웨137위, 소말리아129위를 밑도는 셈이다. 상위권은 북유럽 각국이 차지하고 있는데, 1위 덴마크, 2위 노르웨이, 3위 핀란드다. 아시아 최고는 10위인 싱가포르다.

2020년에 실시한 '제2회 고령자의 생활과 의식에 관한 국제 비교 조사'라는 60세 이상을 대상으로 한 조사에 따르면 일본인 중에 친한 친구가 있는 사람의 비율은 남성이 48%, 여성이 66%였다.

이는 미국 남성 79%, 여성 88%이나 독일 남성 85%, 여성 86%에 비해 낮은 결과다. 이러한 결과에서도 일본에서 사회적 고립과 고독이 얼마나 심각한 문제인지를 엿볼 수 있다.

런던 스쿨 오브 이코노믹스의 연구진들도 "50~70세의 일본인 대부분이 고독을 느끼고 있지만 특히 남성에게는 한층 중대한 문제다. 남성의 경우, 직장 혹은 가정이라는 선택지밖에 없으므로 배우자나 파트너가 있는지에 따라 인생의 만족도나 건강에 큰 영향을 끼친다"라고 고찰하고 있다.

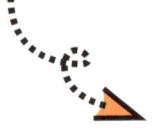

고독이 고독을 부른다! 뇌과학적으로 무서운 '고독의 개미지옥'

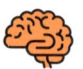

뇌과학적으로 몹시 두려운 상황인 '고독의 개미지옥'이라는 개념이 있다. 한번 극심한 고독을 느끼면 사람과 어울리는 행위를 극단적으로 두려워하게 된다는 사실이 밝혀진 바 있다.

본능적으로 한번 거절당했거나 무리를 벗어나면 돌아가려 하지 않는 이유가 여기에 있다. 또다시 거절당하면 생명에 위협을 느낄 만큼의 공포에 노출될 가능성이 있기 때문이다. 따라서 그보다는 혼자서 살아남는 편이 안전하다는 무의식적인 믿음으로 인해 두문불출하게 되는 것이다.

또한 만성적인 고독감에 처한 사람은 다른 사람의 행동이나 발언에 과민해지기 마련이다. '피해망상이 팽창된다'고나 할까. 이 또한 멀어진 무리로 돌아가는 것을 본능적으로 두려워하기 때문이라고 본다. 한번 고독해진 사람은 한층 비사교적으로 변하고, 고독감은 깊어지는 '개미지옥과도 같은 악순환'에 빠지고 만다.

 이는 연구에서도 입증된 바 있다. 앞에서 언급 214쪽한, 2022년에 발표된 1,336명을 대상으로 한 연구를 살펴보자.
 이 연구에서 말하기를, 고독한 사람은 그렇지 않은 사람에 비해 주변의 정보에 쉽게 민감해지거나 주변의 반응으로부터 스스로를 지키는 작용을 관장하는 부분의 뇌 활동이 많았다는 거다. 이는 뇌의 보조 운동 영역이나 중심 전회라 불리는 부분이다.
 고독해진 사람은 주변의 부정적인 정보나 약간

의 피드백에도 과도하게 반응하고 만다는 뜻이다. 이러한 사실을 통해서도 가급적 빨리 고독·고립에 대해 대책을 취하는 것이 중요함을 알 수 있다.

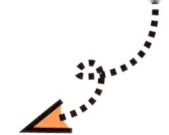

환자는 어떻게 해서 '고독의 개미지옥'에 떨어지는가?

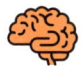

환자란 고독해지기 쉽다. 이는 어느 질병이나 마찬가지다. 여기에는 주로 세 가지 이유가 있다.

첫 번째로는 의료 종사자가 자신의 상황을 잘 이해해 주지 않는다는 점이 있다. 특히 의료 부작용과 같이 의료 종사자가 그렇게까지 흥미를 보일 법한 인센티브동기가 아닌 경우는 이야기를 제대로 들어주지 않거나 심각성이 전달되지 않는 상황에 처하기 쉽다.

'여러 진료과로 떠넘기기를 당했다', '단순한 착

각으로 치부당했다' 등 문제는 끝이 없다. 또한 특히 지방에 거주하거나 희귀한 질환이어서 담당할 수 있는 의사도 적을 경우, '의사에게 미움받기 싫다'라는 생각에 마음을 터놓고 상담하지 못하게 되는 경우도 많다.

두 번째는 교우 관계나 직장 내 인간관계의 변화가 있다. '친구를 포함한 주변에 어디까지 상황을 전달해야 좋을까'라는 문제와도 관련이 있으리라. 이는 정답이 존재하지 않으며 어떤 선택을 하더라도 완벽할 수 없는 문제다.

나는 의료 종사자로 일하면서, 4기 암을 진단받고도 마지막 순간까지 주변 사람들에게 알리지 않은 채 행복하게 세상을 뜬 환자도 봐왔다. 또한 이른 시점에서 주변 사람들에게 몸 상태가 좋지 않음을 알리고, 주변의 도움을 얻으면서 치료에 전념한 사람도 알고 있다.

주변에게 알리지 않으면 협력을 얻기 힘들다는

사실도 있지만, 알렸다 한들 괜한 걱정을 사거나 직장에서는 출세 가도에서 벗어나게 될지도 모른다고 불안을 토로하는 목소리도 종종 듣게 된다. 좌우지간 인간관계에 변화가 생겨나는 사태는 피하기 어렵다.

세 번째로는 지금까지와 동일한 책임을 완수하기가 어려워짐에 따른 사회와의 단절이 있다. 그전까지의 근무 형태를 지속하기 어려워진 것에 따른 이직, 지역 활동으로부터의 단절 등을 꼽을 수 있다.

이는 비단 환자에 국한된 이야기는 아닐 터다. 개선되고 있다고는 하지만 지금의 사회에서는 근무 방식이 유연하지 않은 업계가 많다. 출산, 육아, 간호, 치료 등으로 이전과 동일한 근무가 불가능할 경우, 현실적으로 모든 고용인이 그 상황을 받아들이는 데는 어려움이 있다.

나도 의료 종사자로서 환자가 사회적인 관계에서 단절되기 쉽다는 사실은 알고 있었다. 다만 실제로 체험해 보니 '고립→그에 따른 피해망상이나 부정적인 사고의 증폭→한층 심한 고립'이라는 개미지옥에 빠지기 얼마나 쉬운지, 그리고 그곳에서 빠져나오기가 얼마나 어려운지를 실감했다. 참고 삼아 내가 환자가 되고 배운 사실을 공유하겠다.

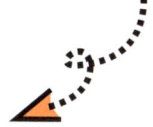

환자가 된 내가 실감한 '프로에게 이야기를 들려주기'의 중요성

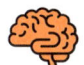

내가 환자가 되고 배운 사실이 있다. 치료 중인 환자가 친한 사람에게 의존하는 성향이면 그들에게 지워지는 부담이 크다는 거다.

나는 당초 질병에 대해서 친한 두 사람에게만 사실을 전달했다. 지금에 와서 드는 생각이지만, 특히 주변에 큰 부담을 지우는 진단 초기에 그 두 사람에게 지나친 부담을 안겼던 것 같다.

질병이라는 사실을 전달받은 상대방도 '환자와 친한 사람'이라는 입장은 처음으로 겪어보는 일일 가능성이 높다. 그러한 상황임을 자각해서 부담을 분산시키는 노력이 필요할 것 같다.

다음으로 배운 사실은 '이야기를 들어주는 일이 직업인 사람'에게 도움을 요청하는 것의 중요성이다. 아무리 친한 친구라도 대화할 때 예의가 필요하며, 여러모로 신경을 써야 한다.

하지만 듣는 것이 직업인 프로에게 자신의 이야기를 할 땐 예의를 지키면서도 조금은 툭 터놓고 말할 수 있다. 의도치 않게 다소 감정적인 태도를 보여도 상대방은 그 대응에 정통한 사람이지 않은가.

또한 자신이 처음 겪는 상황일 경우에는 그 상황을 과거에 체험했거나 가까이에서 보았던 사람에게 이야기를 들려주면 참고가 되는 경우도 많다.

나는 환자 모임에서 소개받아 질병으로부터의 복귀를 전문으로 하는 커리어 카운슬러와 두 번 정도 이야기해 보았다. 이것만으로도 울분이 해소되었고, 자신의 과제도 정리되어 이후 친구들에게도 쉽게 상담할 수 있게 되었다.

또한 앞으로 일어날 수 있는 곤란한 점 역시 경험을 토대로 공유받았기 때문에, 상황에 휘둘리는 일 없이 대책을 취할 수 있었다.

유료 상담이나 코칭 등의 서비스는 무척 많고, 그다지 알려지지 않았지만 가끔 무료도 있다. 일부 환자 모임이 그러한 서비스를 제공하고 있다. 또한 질병과 무관하게 지자체나 직장 등에서도 상담이나 코칭을 제공하는 곳도 있으므로 흥미가 있는 분은 찾아보길 바란다.

만약 당신이 환자라는 입장에 서거나 주변에 그런 사람이 있을 때는 여기서 이야기한 내용을 참고하면 좋다. 고독의 개미지옥에 빠지는 건 생각보다 간단한데, 빠져나오기는 100배나 어렵다. 조금이라도 고독의 개미지옥에 빠지는 환자들이 적어지기를 바라며….

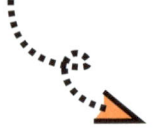

'참된 친구'인가 '이해관계 속에서 성립된 친구'인가?

"Real friends or deal friends?참된 친구인가, 아니면 이해관계 속에서 성립된 친구인가?"

이러한 표현을 들어본 적이 있는가? 이해관계 속에서 성립된 친구가 나쁘다는 말은 아니다. 이 두 가지를 혼동하지 말자는 뉘앙스다.

통계학적으로 보자면 여성은 남성보다 어떠한 취미나 활동을 공유하지 않더라도 교우 관계를 형성할 수 있는 경우가 많다고 한다. 반면 남성의 교우 관계는 어떠한 공통된 활동을 수반하는 경우가 많다. 직장, 골프, 회식^{일이 관련된 경우가 많다} 등이 있다.

이것이 나쁘다는 말은 아니지만 교우 관계의 대부분이 일과 결부될 경우에는 약간의 주의가 필요하다. 일이 제대로 풀리지 않을 때, 이직할 때, 퇴직할 때면 지금까지 있던 교우 관계가 한 번에 물거품으로 돌아갈 위험성이 있다.

정년퇴직한 대기업의 직장인이 퇴직하고 사회와의 연결 고리가 끊어지면서 건망증이 심해지거나 툭하면 화를 내게 되었다는 이야기를 자주 듣곤 한다.

앞서 이야기했듯이 '참된 친구와 이해관계 속에서 성립된 친구' 중 누가 좋거나 나쁘다고 할 수 있는 문제가 아니다. 다만 이해관계 속에서 성립된 친구밖에 없거나, 혹은 이쪽은 참된 친구라고 생각하지만, 상대방은 이해관계 속에서 성립된 친구라고 생각하는 사람밖에 없다면 문제가 있다.

예를 들어 '한가할 때만 연락하는 친구'는 시간 때우기라는 Deal^{거래}이 성립되어 있으므로 Deal

Friends, 즉 이해관계 속에서 성립된 친구인 셈이다. 업무상의 인간관계 역시 이해관계 속에서 성립된 친구가 되기 쉽다.

지금까지 이야기해 온 사람과의 관계가 뇌에 미치는 효능 역시 참된 친구인가, 이해관계 속에서 성립된 친구인가에 따라 달라진다. 이해관계 속에서 성립된 친구와의 대화에서도 도파민이 분비되는 경우는 많지만, 옥시토신이나 세로토닌 등 심적 관계에 따른 호르몬은 잘 분비되지 않는 것으로 받아들여진다.

내가 이 개념을 제대로 이해하여 행동을 개선하게 된 것은 질병에 걸리고 난 이후였다. 질병이라는 비싼 수업료를 치른 셈이다.

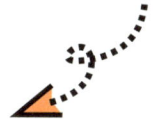

뇌과학적으로 친한 친구는 2명이면 충분하다

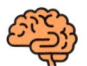

대뜸 "자, 그럼 참된 친구를 잔뜩 만듭시다!"라고 말한들 '내가 무슨 초등학생이야?'라고 생각하는 사람도 있으리라. 뇌과학적으로 보면 친한 친구를 10명, 20명씩 만들 필요는 없다. 2명의 친한 친구, 그리고 그 외에 넓고 느슨한 관계가 있으면 충분하다. 넓고 느슨한 관계는 곤란할 때 전화할 수 있는 관계나, 정기적으로 만나는 관계가 아니어도 상관없다.

미국 미시간대학University of Michigan에서 22~79세의 남녀를 대상으로 실시한 연구에 따르면, 2명 이상의 친한 친구가 있는 사람은 그 외의 사람에 비해 행복도가 높으며 우울증의 발병률도 낮았다고 한다. 2명 중 1명은 배우자나 파트너라도 상관없다고 한다. 간단하지 않지만, 허들은 낮아지리라.

넓고 느슨한 관계란, 사무실 복도에서 만난 동료와의 대화, 아이를 마중 나갔다가 만난 엄마들과의 정보 교환 등 약간의 담화 정도라고 생각해도 무방하다. 사소한 대화의 결핍은 어떻게 보면 현대 사회 특유의 문제라서 다양한 캠페인이 각국에서 열리고 있다.

고독·고립 대책 담당실까지 있는 영국에서는 방송국인 ITV나 BBC가 '브리튼 겟 토킹 Britain Get Talking', '크로싱 디바이드 Crossing Divides'라는 대화를 촉구하는 캠페인을 열었다. 거금을 써서 캠페인을 열지 않으면 대화가 이루어지지 않는다니, 조금은 쓸쓸한 마음도 드는 것 같다.

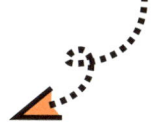

모르는 사람과
대화하기의 놀라운 효능

지인과 만날 기회가 자주 있는 건 아니라는 사람도 있다. 하지만 걱정할 필요는 없다. 영국 에식스대학University of Essex에서 '모르는 사람과의 대화가 주는 효능'을 연구한 질리언 샌드스트롬Gillian Sandstrom이라는 학자가 있다.

그녀의 말에 따르면 모르는 사람이나 조금 아는 사람과 대화했을 뿐인데도 고독감이 누그러들고, 사람과의 관계를 실감하게 되면서 긍정적으로 바뀔 수 있다고 한다. 이때는 한두 마디의 인사만으로도 효과가 있단다.

그렇게 생각하면 복도에서 마주쳤을 때 "안녕하세요"라고 인사를 하고, 누가 문을 열어주었을 때 "감사합니다"라고 제대로 감사의 말을 전하자는 마음이 든다. 또한 타인과의 교류가 잦은 지역 내 봉사 활동 등이 행복도를 높여주는 이유 역시 고개가 끄덕여진다.

뇌종양에 걸렸을 때, 처음 입원한 곳은 영국 신경내과 및 뇌외과의 8인 병동이었다. 당시에 출장으로 영국에 와 있어서 딱히 부를 지인도 없었다. 하지만 같은 병실을 썼던 여성과 그 가족이 제법 내게 말을 걸어주곤 했다.

병원에서는 서로의 병명이나 신원은 묻지 않는다는 암묵적인 합의가 있기에 그다지 깊은 대화를 나눈 건 아니었다.

"그 컴퓨터에 붙어 있는 스티커는 뭐예요?"
"오늘 입은 옷이 참 멋지네요."
"퇴원하면 우선 어디에 가보고 싶어요?"

서로 조언을 주고받거나 도움이 될 만한 대화가 아니어도 된다. 그저 사소한 관심이 묻은 대화만으로도 충분하다.

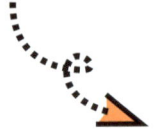

계산대에서 직원의 명찰만 봐도 옥시토신이 분비된다

내 친구 중에 레스토랑에 가면 반드시 주문받는 종업원의 이름을 부르는 사람이 있다. 레스토랑에서 종업원은 명찰을 달고 있으므로 쉽게 이름을 알 수 있다. 예를 들어 감사를 표할 때는 단순히 "고마워요"라고만 하는 대신 "고마워요, 미셸"이라고 말을 건네는 식이다.

친구에게 왜 그러는지 물어보니, "이름을 부르는 건 공짜니까. 공짜로 상대방이 기분 좋게 일해 준다면 훌륭한 일이잖아"라는 대답이 돌아왔다.

이름을 부르는 행위는 상대방의 기분을 좋게 해

준다는 점에서도 중요하다. 재밌는 건 이러한 행위를 뇌과학적으로 보면, 타인의 이름을 부르는 자신의 행복감에도 긍정적인 영향을 미친다는 거다.

이름을 부르면 상대방과의 관계, 사회와의 관계를 느낄 수 있다. 또한 옥시토신이 분비된다. 흔히 비즈니스 상황에서도 "상대방의 이름을 부릅시다"라고들 하지 않는가. 물론 상대방의 기분을 좋게 만들어 주거나 관계를 쌓는 데도 도움이 되지만 그렇게 함에 따라 이름을 부르는 자신의 기분도 좋아지는 것이다.

물론 아무리 그래도 레스토랑이나 슈퍼마켓 같은 곳에서 직원의 이름을 부르자니 멋쩍다는 사람도 많으리라. 이럴 때는 명찰의 이름을 보고 인식하기만 해도 그 사람과 이어졌다는 행복감을 누릴 수 있다. 상대방과의 관계성을 느낄 수 있다면 옥시토신 역시 분비된다는 사실이 밝혀진 바 있다.

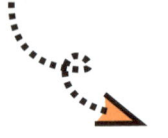

한 번의 미소에는 초콜릿 바 2,000개 분량의 행복 효과가 있다

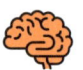

 타인과 함께 시간 보내기의 좋은 점을 하나 더 공유하겠다. 억지로라도 미소를 지으면 즐거움이 생기는데, 타인과 함께하면 혼자 있을 때보다 미소를 지을 일이 많아진다.
 뇌는 오감으로부터 얻은 정보를 받아들이면 그 정보를 이해하고, 판단하고, 행동하려 한다. 이렇게 받아들여진 정보가 처음으로 도달하는 곳은 다양한 신경 회로로 이루어진 'A10 신경군'이라 불리는 부분이다.
 이곳에는 좋고 싫음을 관장하는 측좌핵이나 표

정을 관장하는 미상핵, 자율 신경을 관장하는 시상 하부 등이 있는데, 이것은 이른바 감정을 제어하는 곳이다. 정보가 중추를 지났을 때 '좋아하다', '싫어하다', '감동하다', '재미있다' 등의 판단을 내리고 그 정보에 '꼬리표'를 붙이는 중요한 역할을 맡고 있다. 이곳에서 '재미있어 보인다', '좋다'라는 꼬리표가 붙은 정보는 뇌가 이후 처리를 내릴 때도 바람직한 결과를 이끌어 준다.

A10 신경군은 우리가 즐겁다, 재미있다고 느꼈을 때 활성화된다. 즐겁게 웃을 때는 A10 신경군이 활발하게 작용한다. 핵심은 이 A10 신경군에서 표정을 관장하는 미상핵과 좋고 싫음을 관장하는 측좌핵이 무척이나 가깝다는 사실이다 그림5.

그리고 이 가까운 거리를 이용해 우리의 뇌를 속일 수가 있다. 즉, 딱히 즐거운 일이 없더라도 미소를 짓기만 하면 얼굴의 표정근이 작용해 미상핵이 자극받게 된다. 그리고 미상핵이 자극받으면 그 주변에서 좋고 싫음을 관장하는 측좌핵까지 함께 자극받아 '즐겁다'라는 꼬리표가 달리게 된다. 그로 인해 즐거운 기분이 생겨난다. 이는 사람을 웃는 얼굴로 대하고 밝은 표정을 짓기만 해도 기분이 즐거워질 수 있음을 의미한다.

참고로 한 번의 미소에는 초콜릿 바 2,000개 분량의 행복 효과가 있다고 한다. 미소는 인간에게 주어진 '최강의 무기'가 아닐까.

그림 5 · '미상핵'과 '측좌핵'은 가까운 곳에 있다

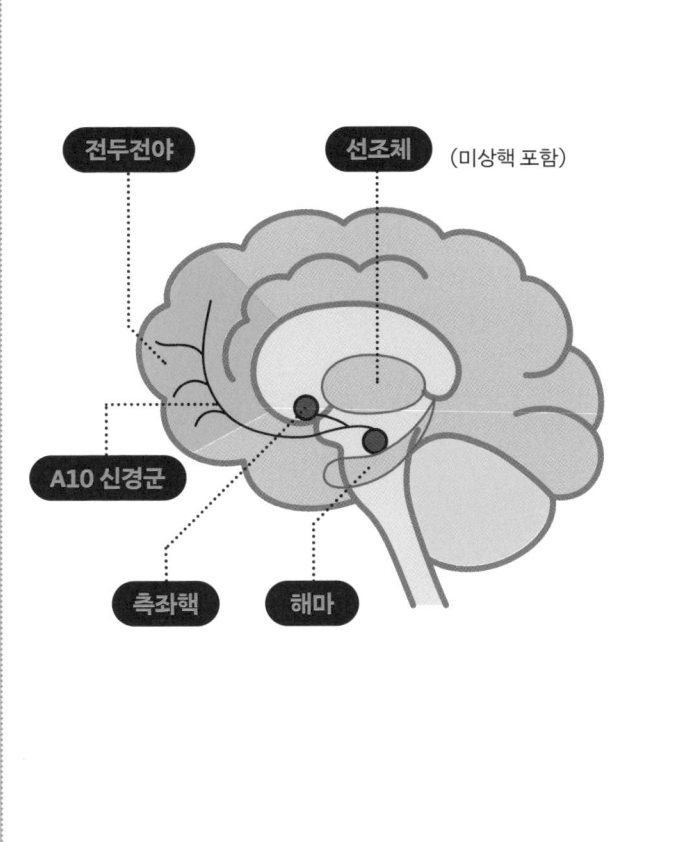

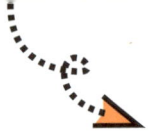

업그레이드된 자신이 되어서 업무 복귀를 이루며

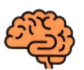

이렇게 나는 1년간의 시도를 통해 당초의 목표였던 '업그레이드된 자신으로 업무에 복귀'했을 뿐 아니라 앞으로 있을 위험성 방지까지 이루어 내는 데 성공했다.

1장부터 4장까지 그 구체적인 시도를 소개했지만, 여러 방법을 실천해 보고 놀란 것은 '지금까지 뇌의 컨디션이 이렇게나 어정쩡한 상태에서 일해 왔구나!' 하는 점이다. 그동안 나는 과음도 하지 않으며 수면 시간도 6시간은 확보해 왔다. 평소 생활 습관이 나쁘기는커녕 정규분포의 한가운데 부근에 있었으리라 생각된다.

하지만 운동이라 하면 주로 스트레칭이나 근육 운동이 많았고, 평일에는 오랫동안 앉아만 있었으며, 스트레스를 해소하기 위해 인터넷 쇼핑도 자주 하곤 했다. 또한 바쁠 때는 목적의식 없이 눈앞의 업무를 수행했던 적도 있다.

1년간 포괄적으로 뇌를 재정비하면서 이전보다 뇌가 활발하게 작동하고, 행복도가 높아지며, 사소한 실수가 사라지는 등의 변화를 실감할 수 있었다. 부디 당신도 마음이 가는 시도부터 시작하여 변화를 실감하게 된다면 기쁘겠다.

에필로그

환자가 된 뒤로 보이게 된 일들

자신의 능력을 의심하기 전에 알아두면 좋은 사실

서류 작성에 시간이 오래 걸린다.
애매모호한 지시를 내리는 경우가 늘었다.
자주 물건을 잊어버린다.
짜증을 미처 억누르지 못할 때가 있다.
업무 의욕이 저하되기 시작했다.
아침에 일어나면 개운하지 않다.

… 등등.

지금까지 이야기했듯이 뇌의 컨디션이 피로 등

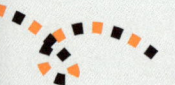

에 의해 저하되면 일어나는 현상이다. 하지만 나는 이것들이 뇌의 컨디션 문제일 가능성을 무시한 채 '나는 무능력한 게 아닐까', '이 일과 맞지 않는 게 아닐까' 등 자신을 의심하는 여러 사람을 봐왔다. 개중에는 사직서를 낸 사람도 알고 있다. 이는 무척이나 안타까운 일이다.

그저 뇌의 컨디션이 나쁠 뿐, 그 사람의 능력과는 전혀 상관없는 일인데….

특히 일본에는 장시간 노동도 많으며 종속적인 근무 형태도 여전히 남아 있기에 뇌의 컨디션은 흐트러지기 십상이다.
이 책은 그런 자신에 대한 불필요한 의심도 줄어들면 좋겠다는 생각에 집필했다.

뇌의 컨디션을 정돈하는 것은 노하우가 아닌 자세

1장부터 4장까지 뇌 컨디션의 중요성과 추천하는 방법을 설명해 왔다. 여기까지 읽어준 독자 중에는 '무슨 말인지 알겠지만, 하루하루 바빠서 이런 건 절대 못 해…'라고 느낀 사람도 있을 것 같다. 그러나 걱정하지 말도록. 그리고 오해하지 않기를 바란다.

뇌의 컨디션을 정돈한다는 것은 노하우가 아니라 자세다.
기술이 아닌 사고방식이다.

지금까지 이야기했듯이 사람은 각기 다르고, 궁합이 맞는 방법도 다르다. 또한 나이나 몸 상태에 따라 맞는 방법과 맞지 않는 방법이 있으리라. 그리고 차후 의학이 발전하면서 새로운 방법도 등장할 것이다.

중요한 점은 그런 정보에 휘둘리는 대신, '뇌의 컨디션을 정돈한다'라는 자세로, 취사선택하며 자신에게 맞는 방법을 찾아내는 것이다.

고차 뇌 기능 장애 환자의 실정과 앞으로의 과제

마지막으로, 내가 '환자'의 상황을 경험하면서 꼭 전하고 싶은 말이 있다. 이 책에서 언급해 온 고차 뇌 기능 장애에 관한 연구는 아직 의료 종사자나 연구자에게 그다지 진행되지 않았다는 사실이다.

여기에는 '증상이 가지각색이며 전달하기 힘들다는 점', '환자가 의료 시스템으로부터의 고립을 두려워해 목소리를 내지 못한다는 점', '치사성이 없다는 점', '치료약이 있는 증상 외에는 손쓸 방법이 없다는 점', '뚜렷한 담당 진료과가 없다는 점' 등이 있으리라. 또한 원인은 국가에 따라서도 의료 제도에 따라서도 다르다.

 나도 어느 정도는 이해하고 있었다. 하지만 실제로 이러한 증상을 몸소 겪어보니 뇌종양이나 그에 따른 수술·방사선 치료보다도 수술 후유증이 더 괴롭다는 게 솔직한 심정이었다. 깊이 이해해 주는 사람이 없다는 것, 지금까지 할 수 있던 일들을 할 수 없다는 사실은 크나큰 고독을 불러왔고, 솔직히 말해 매 순간이 줄타기하는 기분이었다.

 예를 들어 사고 속도의 저하, 감정 제어의 곤란 역시 뇌경색을 비롯한 다양한 뇌질환 환자들이 호소하는 증상이다. 신체적 부자유에도 불구하고 이 증상에는 병명조차 붙어 있지 않다. 또한 사고 속도의 저하나 감정의 기복은 수치화가 어려워 증상의 심각성이 의료 종사자에게 전해지기 어렵다.

 따라서 의사로서는 "수술 후 경과는 순조롭습니다", "MRI에서는 이상이 발견되지 않았습니다", "너무 예민하신 듯하네요"라는 말이 나올 수밖에 없는 것이다. 이는 결국 당사자의 호소를 외면하는 일이 되고 만다.

의료 종사자에게 불평을 늘어놓으려는 것은 아니다. 후유증의 관리는 현행 의료 제도에서 동기가 제대로 설계되어 있지 않은 분야며, 의료 종사자 역시 딱히 노력을 할애할 이유가 없는 분야기 때문에 그들의 '선의'에 의존하는 구조가 되고 만다는 점이 진짜 문제라고 생각한다.

뇌외과의로서는 사진에 이상이 없는 한 그들의 범주에 속하지 않는다. 재활의로서도 검사 결과에 이상이 없는 한 그들의 범주에 속하지 않는다. 뇌신경외과의로서도 종양 등이 원인이라 밝혀져 있으므로 그들의 범주에 속하지 않는다.

그렇다면 결국 '환자 외에는 아무도 자신의 일이라 알아주지 않는 상태'가 된다. 또한 치료법도 없고 부작용이 많기 때문에 이야기를 들어준들 "조금만 상황을 지켜보죠" 외에는 의사로서 해줄 말은 없다. 더불어 의사로서도 환자의 이야기를 듣기란 무척이나 바쁜 일상에서 우선순위가 높지 않은 일이다.

다만 한편으로 당사자에게 후유증이란 터무니없는 고독감을 초래한다. 나도 집중력의 저하, 사소한 실수의 연발, 기분의 부침 등 의사에게 어느 정도 상담을 청했다. 하지만 검사 결과가 정상이었기에 "사진에서는 딱히 원인이 보이지 않고, 전이된 것도 아니니 걱정할 필요는 없습니다"라는 말을 들었고, 그 이상의 말은 기대할 수 없었다.

"민감해지셨나 봐요", "처음부터 실수가 잦았던 건 아닐까요", "지치신 거겠죠" 같은 말로 대충 넘어가는 경우가 많았으며, 또 그런 이야기를 의료 종사자로부터 듣게 되니 스스로도 정말 그런 건가 싶어서 점차 자신감을 잃어갔다.

나는 콜드 아웃리치Cold Outreach, 지금까지 커뮤니케이션을 해본 적 없는 사람이나 기업에 전화나 메일을 보내는 것-옮긴이로 후유증 전문의에게 "이러한 후유증은 결과의 일부다. 많은 사람이 시간이 지나면 나아진다"라는 말을 들었다. 나는 '누군가가 나의 이야기를 들어주었다는 안도감'에 눈물을 흘렸다.

하지만 모든 환자가 이러한 행복을 누리지는 못한다. 책을 쓰면서 이 문제에 대해 일본, 미국, 유럽의 다양한 뇌외과의, 재활담당의, 뇌신경외과의, 정신과의, 산업의, 환자, 연구자와 논의했다.

이야기를 해보고 알게 된 사실은 이 분야에 과제는 있되 해결책은 없다는 거다. 해결로 이끌어 줄 인센티브가 환자 본인을 제외하면 없기 때문에 앞으로도 해결되기까지는 시간이 걸릴 거라는 사실이다.

이 책을 통해 뇌에 흥미를 갖는 사람이 조금이라도 많아지길 바란다. 그리고 다각도에서 이 해답 없는 물음과 마주하고, 환자가 고립되지 않는 구조를 만들어 주길 바라 마지않는다.

마지막으로, 뇌의 컨디션을 개선하기 위해 내가

시도해 본 '2주 만에 뇌의 컨디션을 개선하자!'를 덧붙였다. 부디 이 내용들을 참고해 가며 자신에게 맞는 방법을 찾아 뇌의 컨디션을 정돈하는 습관을 실천하길 바란다.

감사의 말

이 책의 집필에 앞서
많은 분의 지원과 조언을 받았다.
조사에 협력해 주신 취리히대학, 스탠퍼드대학,
도쿄대학을 비롯한 연구 의료 기관 관계자 여러분,
내 오랜 친구이자 미국에서 뇌 임상에 종사하고
있는 시마다 마이, 그 외에 이 책의 집필에
협력해 주신 여러분께도
깊은 감사의 말을 올린다.

이 책을 읽어준 여러분을 위한 선물

2주 만에 뇌의 컨디션을 개선해 보자!

part 3

스트레스에 강한 뇌를 만들자!

의 PDF를 다운로드할 수 있다.

접속하여 이용해 보길 바란다.

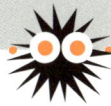

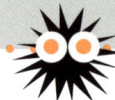

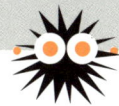

새로운 영역의 감각을 일깨워
일상을 다채롭게 만드는 곳
공감각

오늘도 뇌가 버벅거립니다
ⓒ 2025, 히라이 마이코

초판 1쇄	2025년 10월 2일
지은이	히라이 마이코
옮긴이	곽범신
펴낸이	장현정
책임편집	김경은
디자인	김희연
마케팅	최문섭, 정동규
경영지원	김태희
종이	세종페이퍼
인쇄제작	영신사
펴낸곳	공감각
등록	2008년 11월 12일(제338-2008-6호)
주소	부산광역시 수영구 연수로 357번길 17-8
전화	051-751-8001
팩스	0505-510-4675
전자우편	ggk_books@naver.com
ISBN	979-11-6826-240-9 (03510)

※ 이 책 내용의 전부 또는 일부를 재사용하려면 반드시 저작권자와 출판사의 동의를 받아야 합니다.

※ 가격은 뒤표지에 표시되어 있습니다.

※ 공감각은 새로운 영역의 감각을 일깨워 일상을 다채롭게 만드는 ㈜호밀밭의 출판 브랜드입니다.

부록

2주 만에 뇌의 컨디션을 개선해 보자!

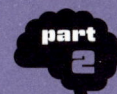 ## part 2 뇌를 회춘시켜 주는 행동

이런 사람에게 추천
'노화에 따른 뇌의 쇠퇴에 대비하고 싶다.'

뇌의 회춘이란?
뇌는 아무것도 하지 않아도 20~30대 이후 노화로 쇠퇴한다. 뇌의 가소성을 이용해 뇌를 회춘시켜 보자.

DAY 1 스타트!
오늘의 테마를 결정한다.

DAY 2
하루의 마지막에 오늘의 테마를 돌아본다.

DAY 3
평소 관심이 없던 분야의 책을 읽는다.

DAY 4
평소와는 다른 통학로·통근로를 택한다.

DAY 5
집에 가는 길에 가본 적 없는 가게에 들른다.

DAY 6
지금까지 한 번도 만나본 적 없는 사람과 만남을 약속한다.

DAY 7
새로운 앱 하나를 다운로드한다.

DAY 8
첨가물이 든 식품을 하루 동안 먹지 않으려는 노력을 해보고 평소 얼마나 첨가물을 섭취하고 있는지 체감해 본다.

DAY 9
전날보다 20분 오래 걷도록 노력해 본다.

DAY 10
시끄럽지 않은 공간에서 산책하며 미팅한다.

DAY 11
새로운 취미를 시작하기 위한 행동을 취한다 (취미 활동에 필요한 도구를 보러 가거나 체험 교실에 가는 등).

DAY 12
집으로 사람을 초대할 계획을 세운다.

DAY 13
먹어본 적 없는 요리를 주문하거나 만든다.

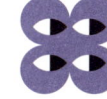

DAY 14 골!
하루에 총 5시간은 서 있거나 걸어 다니도록 한다 (스마트워치로 측정 가능).

체크 시트
실제로 행동에 옮겼다면 ☆을 검게 칠하자.

DAY 1	DAY 2	DAY 3	DAY 4	DAY 5	DAY 6	DAY 7	DAY 8	DAY 9	DAY 10	DAY 11	DAY 12	DAY 13	DAY 14
☆	☆	☆	☆	☆	☆	☆	☆	☆	☆	☆	☆	☆	☆

부록 2주 만에 뇌의 컨디션을 개선해 보자!

part 1 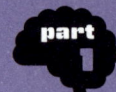 행복 호르몬을 늘려주는 행동

이런 사람에게 추천
'어쩐지 매일매일이 지루하다.'
'한숨만 나온다.'

행복 호르몬이란?
'평온함', '치유되는 느낌' 등 행복감을 가져오는 세로토닌, '유대감'이나 '사랑'에서 유래하는 옥시토신, 흥분이나 달성감에서 유래하는 도파민 등의 3대 행복 호르몬. 이 호르몬들의 분비량을 최대치까지 높여보자 (자세한 내용은 1장 참조).

스타트!

DAY 1 그 주(혹은 그 달)의 목표를 설정해서 도파민을 분비시킨다.

DAY 2 침구류와 타월을 옥시토신이 분비될 만한 포근한 것으로 바꾼다.

DAY 3 착용감이 나쁜 옷이나 침구류를 처분한다.

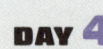

DAY 4 자기 전에 마사지해서 옥시토신을 분비시킨다.

DAY 5 하루의 마지막에 감사한 일을 떠올리고 옥시토신이 분비되며 잠이 든다.

DAY 6 친한 친구와 만나서 여러 이야기를 나누며 옥시토신을 분비시킨다.

DAY 7 휴대폰 대기 화면을 자녀의 사진이나 귀여운 동물 사진으로 바꿔서 틈틈이 옥시토신을 분비시킨다.

골!

DAY 14 처음에 설정한 목표를 돌아보며 진척도나 배운 것을 확인한다.

DAY 8 일어나면 먼저 커튼을 젖히고 햇볕을 쬐면서 세로토닌을 분비시킨다.

DAY 13 밤에 1시간 동안 디지털 디톡스한다.

DAY 9 따뜻한 물을 받은 욕조에 몸을 담가서 세로토닌을 분비시킨다.

DAY 12 음악과 함께 10분 동안 리드미컬하게 산책하며 옥시토신을 분비시킨다.

DAY 11 트립토판이 많이 함유된 두유나 견과류를 간식으로 먹는다.

DAY 10 조식으로 바나나를 먹어서 세로토닌의 바탕이 되는 트립토판을 섭취한다.

★ 체크 시트
실제로 행동에 옮겼다면 ☆을 검게 칠하자.

DAY 1	DAY 2	DAY 3	DAY 4	DAY 5	DAY 6	DAY 7	DAY 8	DAY 9	DAY 10	DAY 11	DAY 12	DAY 13	DAY 14
☆	☆	☆	☆	☆	☆	☆	☆	☆	☆	☆	☆	☆	☆